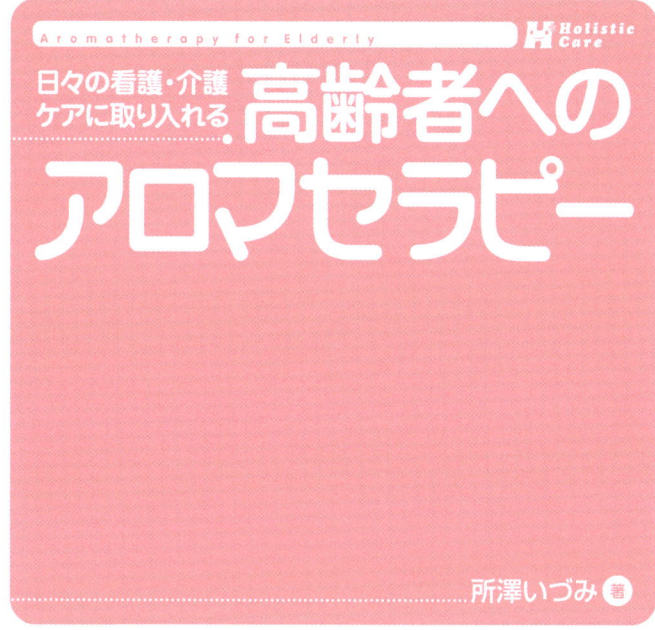

はじめに

　アロマセラピーは、芳香（かぐわしい香り）療法（治療の方法）の意味です。私がアロマセラピーにはじめて出会ったのは、訪問看護師をしていた2000年に、ある看護・介護系の研究会で、男性のアロマセラピストが30歳代の乳がん患者にアロマトリートメントをしているという発表を聞いたときでした。その講演を聞き、衝撃が走りました。なぜかというと、男性のアロマセラピストが、医師の指示で女性の若いがん患者に触れて、香りのオイルを使用してアロマトリートメントをしているからです。瞬間に私は、「男性が香りを使用したマッサージでがん患者さんを癒すことができるのであれば、私にもできるのではないか」と考えました。私は長年、看護師をしてきましたが、「患者さんの身体に触れて、少しでも患者さんが楽になる方法はないのかな」とつねづね思っていました。講演を聞いて「これだ！」と思い、そのときからアロマセラピー一筋にはまってしまいました。

　アロマセラピーは、日本にはイギリスからエステティックとして入ってきました。精油は雑貨扱いですから、アロマはエステであり、おしゃれの分野だと一般的に思われてきました。しかし最近は、患者さんのつらい症状を少しでもやわらげることができる方法として、少しずつではありますが、メディカル的な認知もされてきたように思います。もちろん、おしゃれな要素もあります。私はアロマトリートメントをがん末期患者さんや関節リウマチ患者さんなどに行っていますが、99％の方は、これまで症状に働きかけるアロマトリートメントを受けたことはありませんでした。

アロマトリートメントは、精油の香りとやさしさのある施術で心身の緊張を緩ませます。特に症状の重い患者さんは、それまでに受けた検査や治療で、心身が緊張状態にあります。その緊張は、なかなか自分では緩めることができません。そのような場合、香りは脳にダイレクトに働きかけますし、心のこもったアロマトリートメントをすることで、心身の緊張が確実に緩んできます。そうすることが、痛みをやわらげることにつながります。特にアロマトリートメントは、施術を受ける患者さんや高齢者の方のみならず、施術をする側にもよい影響を及ぼし、リラックスさせるのです。

　この本をお読みいただくことで、1人でも多くの看護師さんや介護職の方々が、患者さんやご利用者にアロマケアを行い、そっとやさしく寄り添っていただくための道しるべとなっていただければ幸いです。人は年を重ねて高齢者になり、足腰が弱くなると誰しもが、将来に不安や心配が重なります。前向きに考えようと思っても、思うようにならない現実があると、気持ちが沈みます。そんなときは、心を込めたアロマトリートメントでやさしく寄り添ってください。

　人は「出会い」によって大きく変わります。「よい出会い」は、人を成長へと導き、人生を深く考えさせる大きな力を秘めています。私自身は、看護学生のときに浜松にある聖隷福祉事業団の創立者・故 長谷川保先生ご夫妻と故 清水二郎先生（現天皇陛下がお若い頃の東宮侍従）ご夫妻から受けた学びが、アロマセラピーを用いた看護師としての人生の歩みに大きな影響を与えています。

本書の最後に掲載されている「Topics 学びと香り」は、私の主人が執筆しています。主人は42年間大学教育に携わり、その途中に幼稚園や小学校教育にも携わってきました。"継続は力なり"です。今後もやさしさのあるアロマセラピーの啓蒙・普及活動に地道に取り組んでいこうと思います。

　この本を出版していただくにあたり、私のアロマセラピーに対する考えをご理解くださり、出版へと導いてくださいました日本看護協会出版会の金子あゆみ様に心より感謝申し上げます。

2015年8月
所澤 いづみ

目次

Part 1 人と人とを結ぶアロマセラピー

1 アロマセラピーの歴史的変遷 ……………………………………… 3
2 アロマセラピーを行ううえで大切なこと …………………………… 6
3 アロマセラピーを行うときに必要な
　患者・利用者と家族に対する配慮 …………………………………… 14
4 2025年問題をアロマセラピーの側面から考える ………………… 17

Part 2 日常ケアで取り組める！アロマセラピー

1 アロマセラピーを行う場所の特徴 ………………………………… 23
2 日常ケアで取り組めるアロマセラピー
　2-1　芳香浴 …………………………………………………………… 26
　2-2　入浴・部分浴 …………………………………………………… 35
　2-3　その他の方法 …………………………………………………… 39
　2-4　エンゼルケア …………………………………………………… 43
3 アロマセラピーを日常ケアに導入する手順 ……………………… 45

Part 3 アロマセラピーの基礎知識

1. 植物油（ベースオイル） ……………………………………………… 53
2. 精油（エッセンシャルオイル） ………………………………………… 59
3. 精油のブレンドと保管 …………………………………………………… 70

Part 4 やってみよう！アロマトリートメント

1. アロマトリートメントを行うときの基本的な心構え …………………… 77
2. アロマトリートメント時の注意点 ……………………………………… 83
3. 日常ケアとして行うアロマトリートメント …………………………… 85
4. 家族の絆が深まるアロマトリートメント ……………………………… 102

Part 5 患者・利用者と信頼関係を築くためにアロマセラピーを用いる

1. コミュニケーション媒体としてのアロマセラピーの活用 …………… 111
2. 専門職業人として看護職が行うアロマセラピー ……………………… 116

Part **6**
症状に応じたアロマセラピーの実際

1 痛み ･･･ 127
2 浮腫（むくみ）･････････････････････････････････ 143
3 便秘 ･･･ 156
4 皮膚の乾燥 ･･････････････････････････････････････ 162
5 認知症 ･･ 165

Topics

- 学びと香り ･･････････････････････････････････････ 176

索引 ･･･ 180

人と人とを結ぶアロマセラピー

Part 1

Part 1

アロマセラピーの歴史的変遷

古代からのアロマセラピーの歴史

　アロマセラピーの歴史は、古代エジプトの時代までさかのぼります。エジプト人は、芳香植物を香油（芳香植物を植物油に混ぜた、直接、肌や髪の毛に使用できる香りのオイルのこと）という形で治療に使用し、さらに儀式の際に薫香として焚いていました。また、フランキンセンス（乳香）やミルラ（没薬）といった樹脂は、遺体をミイラにするための防腐剤として使用されていました。植物を植物油に浸した浸剤や香油などが使われたりもしました。

　新約聖書には、イエス・キリストがお生まれになったときに、東方の博士たちが黄金、乳香、没薬を贈り物として捧げていることが記されていることから、香りは宗教的な礼拝や儀式には欠かせないものであったことがうかがえます。

　日本には、古くから「香道」といわれる芸道があります。香木を焚いて香りを楽しむもので、茶道のように作法があります。香道では、香りを嗅ぐのではなく、「聞く」と表現します。その歴史は、推古天皇の時代に香木が流れ着いたときに始まり、日本独自の芸道として発展してきました。使用する用具が美術品として扱われるだけでなく、香道そのものが「芸術」の域まで高められてきたのです。また、仏教の伝来とともに、香は仏教儀式に欠かせない品として発達してきたこともあって、江戸時代に入ると、香道は武士や大名貴族だけでなく、一般庶民の教養や楽しみとして、日本の精神文化に欠かせない役割を担ってきました。そしてそれは現代まで脈々と受け継がれています。

古代エジプトの時代のアロマセラピーと日本の香道との共通点は、宗教的儀式に欠かせないものとして用いられてきていることです。

現代のアロマセラピーのさきがけ

現代のアロマセラピーの歴史は、フランス人の化学者ルネ・モーリス・ガトフォッセ（René-Maurice Gattefossé、1881～1950）によって名づけられました。ガトフォッセは研究室で実験中に爆発事故により手にひどい熱傷を負ってしまいました。そのときに、手元にあったラベンダーエッセンスを使用したことで、化膿せず治癒することができたという体験をしました。その後、第一次世界大戦中（1914～1918）には、ティートリーやラベンダー精油を負傷兵の手当てに用いました。さらにガトフォッセは、医師や病院関係者との連携を積極的に行い、1937年に有名な著書『Aromathérapie』（芳香療法）を出版しました。

その後、フランスの軍医であるジャン・バルネ（Jean Valnet、1920～1995）が、ガトフォッセの研究を読んで、第二次世界大戦中（1939～1945）に負傷兵の創傷に精油を用いた治療を行いました。

さらに、オーストリアの生化学者であり、後に看護師となったマルグリット・モーリー（Marguerite Maury、1895～1968）が、皮膚を通して浸透する精油の研究を行いました。そして、精油を植物油で希釈してマッサージするテクニックを開発し、今日のアロマセラピーの基礎を築き、イギリスに伝えました。

その後、精油の蒸留法が確立され、精油が抽出されるようになり、それらを使った香水が発明されたり、ハーブや精油を医療で使用したり、精油を植物油で希釈してトリートメントしたりする技術も確立されました。

日本におけるアロマセラピー

日本には、アロマセラピーは1990年代にイギリスからエステティックの分野で入ってきました。このように精油が雑貨扱いで日本に入ってきたことから、日本では精油成分の基準がなく、粗悪なオイルに注意しなくてはいけない状況でした。

このような状況の中で、医師が中心となり、フランス式のメディカルアロマセラピーを日本に根づかせようと、1997年に日本アロマセラピー学会が設立されました。この学会は、国家資格を有した医療従事者と研究者で構成されています。現在、学会を中心に、精油の

もっている働きを科学的に検証した研究が相次いで報告されており、日本国内の医療機関や福祉施設で徐々に注目を浴び始めています。

エステティックアロマセラピーからメディカルアロマセラピーへ

最近では、アロマセラピー（芳香療法）が、単におしゃれ的な要素だけではなく、「aroma（芳香）」と「therapy（療法）」が組み合わさった言葉で成り立っている芳香療法であることが少しずつ浸透してきています。さらに、アロマセラピーにはエステティック的なアロマセラピーだけではなく、メディカル的なアロマセラピーがあることが知られてきています。

本来、アロマセラピーは植物の花、葉、種子、果皮、幹などから抽出された100％天然の精油（エッセンシャルオイル）などの芳香性物質を用いて、心身のバランスを整え、人間本来の自然治癒力や自己免疫力を高める植物療法です。古代エジプトの時代から、人は芳香性植物の効能を体験を通じて感じ取り、生活の中で用いてきました。動物は体調や症状により、食べる植物を選んで食べ、体調を整えています。

現代は、芳香植物を蒸留して精油という形で用いています。古代エジプトの時代とは使用法が異なりますが、芳香植物の効能を用いて生活を営んでいることについては共通しています。このことから、アロマセラピーは、生きていくうえでなくてはならない自然を用いた療法であり、過去、現在、未来へと人から人へ伝えていくことができる療法であることを示しているといえるでしょう。

参 考 文 献
1）鬼頭天薫堂：香道の美. http://www.tenkundo.co.jp

Part 1

アロマセラピーを行う
うえで大切なこと 2

　アロマセラピーの主体は、単なる「香り」です。しかし、精油の吸収ルートをみると、①鼻から脳の大脳辺縁系を通り視床下部に至るルート、②皮膚から血管に入り、臓器や器官に至るルート、③吸入して肺に入り、ガス交換により血管に至るルートがあり、全身に作用します。自分の好みの香りを嗅いで"ホッとする""よい気持ち"に感じるのは、脳が何らかの反応をしているからです。反対に、強い腐敗臭を感じると吐き気を催すことがありますが、これは、一種の生体防御反応といえます[1]。この香りが脳や身体に及ぼす影響は、古代エジプトの時代から、日本では推古天皇の時代から、精神文化に欠かせないといわれる理由です。

　看護師・介護職が、日常のケアの1つとしてこのアロマセラピーを実施するためには、基本的なアロマセラピーの知識や施術のテクニックはもちろん必要ですが、それよりも重要なことは、「その人の個性を尊重する」ことです。このことをいつも念頭において、アロマセラピーを始めていただきたいと思います。

メディカルアロマセラピーとは

　近年、「アロマセラピー」という言葉は、若い世代では知らない人がいないほど認知されてきていますが、アロマセラピーが芳香療法であることは、意外と認識されていません。アロマセラピーは、大きく分けると香りを楽しむ「芳香浴」と、香りを使ってマッサージをする「アロマトリートメント（アロママッサージともいう）」の2つに分けることができます。

一般的には、エステティックアロマセラピーをイメージするでしょう。高齢の世代では、アロマセラピーが芳香療法であるという本来の意味を知る人は少なく、知っている人でさえ、「アロマは香りでしょ？」とだけ理解されているのが現状です。この状況で、高齢の世代の方に「メディカルアロマセラピーのことを知っていますか？」とたずねても、99％以上の方が知らないと答えるのは当然です。

「メディカルアロマセラピー」の明確な定義はありません。今西[2]は、「病気の治療や症状の緩和を目的にしています。看護領域で用いるアロマセラピー、介護で用いるアロマセラピーなども含まれます」と述べています。本来、アロマセラピーがもっているエステティック的なおしゃれな要素や楽しむ要素は、患者・利用者にメディカルアロマセラピーを行うときには重要なことだと思います。それは、「香りを楽しむ」ことが、「生活を楽しむ」ことにつながるからです。"よい香り"と感じる「香り」は、心身の緊張を解きほぐすことができます。毎日が"つらい"こともありますが、ちょっとしたことを"楽しむ"ことが、QOL（生活の質）を上げていくことにもつながっていきます。

これから、メディカルアロマセラピーを行うために必要なことを学んでいきましょう。

アロマセラピーを行うときの基本的な姿勢

芳香を用いた療法には、単なる"よい香り""癒される香り"だけではなく、患者・利用者の症状をやわらげる作用もあります。看護師・介護職がアロマセラピーを行うときに大切なことは、基本的な姿勢をもつことです。

❖ホスピタリティの精神で

図 2-1 は、明治初期、片瀬の宿屋に来た旅人への仲居のおもてなしの風景を描いた絵です。片瀬は、神奈川県の湘南海岸にある江の島付近に位置します。湘南海岸は、水平線を

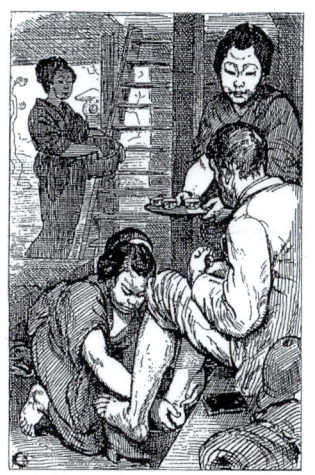

図 2-1　片瀬の宿屋にて（1874[明治 7]年）
（すぐ書房の有賀氏よりいただいた資料より）

見渡すことができ、サーファーたちが1年中サーフィンやウインドサーフィンを楽しみ、夏は海水浴客のパラソルでビーチが覆われるほどにぎやかな、すてきな海岸です。当時は、旅人は片瀬の海岸を靴を履かずに素足で歩いていたのでしょう。

　この絵の状況を想像しながら、外国人と思われる旅人を患者・利用者と、仲居を看護師・介護職として考えてみてください。仲居（看護師・介護職）は、旅で疲れた旅人（患者）に対して、宿に入ってきたときに次の3つの行為をしています。

①桶を用意して、旅で疲れて汚れた足を足浴しています。
②湯呑を持ってきて、飲み物を差し上げています。
③もう一人は、洗い桶を持って、お風呂の準備をしようとしているように見えます。

　この1枚の絵から、当時の旅人に対する日本人のおもてなしの心がうかがえます。

　ホスピタリティ（hospitality）の意は、「旅行者や客を親切にもてなすこと」です。病院（hospital；ホスピタル）やホスピス（hospice）の語源は、ホスピタリティの意から来ています。ですから、看護師・介護職が患者・利用者にケアをするときは、ホスピタリティの心が必要なのです。特にアロマセラピーは、香りによる癒しのみならず、リラクセーションや症状緩和へと導くことができるケアになり得ます。ですから、アロマセラピーを用いたケアを行うときは、この旅人に対して行った仲居の行動を看護師・介護職に行っていただきたいと思います。この疲れた旅人（患者・利用者）は、宿屋（病院・施設）に来て、仲居（看護師・介護職）から足を洗ってもらい、お茶をいただき、お風呂の準備までしている親切な仲居（看護師・介護職）の姿を見て、さぞかし喜び、うれしく思い、癒され、旅の疲れはどこかに飛んでいったことでしょう。

　この3つのもてなしの方法は、宿屋に来た旅人に最も必要なもてなしだったのです。仲居のアセスメント力を感じます。旅人（患者・利用者）が宿屋（病院・施設）にたどり着いた情景を想像してみてください。疲れ果てて宿屋（病院・施設）にたどり着いたとき、次のうち、どちらのケアがベストであるとアセスメントしますか？

①仲居（看護師・介護職）による足浴。
②仲居（看護師・介護職）が蒸しタオルを旅人（患者・利用者）に手渡して、自分で足を拭いてもらう。

　①②ともに、旅人に対してはホスピタリティのある行動であるといえます。ここでのアセスメントのポイントは、"素足"で歩い

てきた旅人（患者・利用者）ということです。旅人の足は、塩が混じった砂の海岸を歩いてきた足です。とすると、蒸しタオルの清拭よりも足浴のほうが、塩分を含んだ汚れが取れて、気持ちがいいのではないでしょうか。看護師・介護職は、患者・利用者のそのときの心身の状態を見て、どのようなアロマセラピーが適切であるかを判断して選択し、ホスピタリティのあるケアを提供していくことが重要です。

❖ 相手はそのとき何を必要としているのかを考える

　アロマセラピーを用いたケアの基本の1つは、その人がそのときに必要としていることを行うことです。そのためには、ケアする人は常に、「この人は、いま何が必要なのかな？」と自分に問いかけなければなりません。アロマトリートメントをするときも同様です。「いま、この人は、どこがつらくて、どこのマッサージがしてほしいのかな？」「疾患と症状から考えて、どこの部位の施術が必要なのかな？」と毎回アセスメントすることが大切です。

　患者・利用者は、いつも同じような状態に見えていても、毎日変化しています。看護師・介護職には、その変化を感じ取る感性が必要だということです。

❖ 死生観をもち、感性を磨く

　誰もが、近い将来または遠い将来、死にゆく存在です。看護師・介護職は職業柄、現場で死を看取ることが多く、自分なりの死生観（生きること・死ぬことについての考え方）がないと、死に瀕した人や家族に寄り添うこと、向き合うことができません。

　アルフォンス・デーケン氏は、死生学の一分野である「死への準備教育（デス・エデュケーション）」について上智大学の学生に講義し、啓蒙普及活動を行っています。死について考えることで、死の意義、さらには人生の意義についても、より深い洞察が可能となり、受動的な死への恐怖を意識化して、適切に対応できるようになることを伝えています[3]。

　若い看護師・介護職が家族や身近で大切な人を亡くした経験がないことは、人生経験年数が短いゆえに当然です。だからこそ、病院や施設での患者・利用者の死を体験することがはじめての経験となる前に、自分なりの死生観が必要となってくるのです。死生観をもつことで、患者・利用者の人としての尊厳を感じ取ることができるようになっていきます。病院で看護師をしていると、たくさんの人の死に出会います。そのような死の場面で、看護師として、かけがえのない死をどのようにとらえていくかは、死にゆく人を看護・介護する人、個人の死生観と感性に左右される

のです。

　地域医療の現場で長年にわたり地域住民の生活を支えている医師に贈られる「第2回 日本医師会 赤ひげ大賞」(日本医師会、産経新聞社主催)を受賞した野村良彦医師(神奈川県横須賀市)は、地域のかかりつけ医として20年間、最期まで在宅療養を継続し、自宅で亡くなる方の在宅看取りに力を注いでいらっしゃいます。筆者は、野村先生からの紹介で、がん終末期患者の希望により、自宅でお亡くなりになるまでアロマトリートメントを行ったことがあります。その経験を通じて、在宅看取りを実現させるためには、利用者と家族を支えるよいチーム編成が重要であることを実感しました。

　2007年、筆者は某出版社の依頼で、野村先生と「お二人が考える理想的な緩和ケアとは?」というテーマで対談しました。まさに、死生観が問われる内容だったと思います。

野村医師：最も大切なことは、"寄り添う"ことです。そのときに患者さんが痛みを訴えれば、ペインコントロールを行っていきます。しかし、痛みはとても複雑で、身体的・精神的・社会的・霊的要素があります。その痛みがどういったものなのかを見極めてから、対処します。痛いと言うからといって、やみくもにモルヒネを増やすことはできません。私も痛みについては、もっと勉強しなければと思っ

ています。
　患者さんが亡くなられたときに「こうして看取れてよかった」とご家族に言っていただければ、それはよい終末期ケアを提供できたといえるのではないでしょうか。私は在宅医療を行うようになってから、自分の感情を素直に出せるようになりました。涙もすぐ出ます。ともに喜び、ともに悲しむことです。そのような関係性を築いていくことが、私の理想です。

所澤：現在、がん患者さんは増えていますし、これからも増えていくと思います。そういった中で、医師、看護師、セラピストなどいろいろな人たちがかかわりをもって、"チームで患者さんとご家族を支え合っていくこと"が理想だと思います。それにはやはり、よい医師がいて、きちんとペインコントロールができないと、チームがうまくまとまりません。患者さんのペインコントロール、症状コントロールができる先生がいらっしゃることが第一だと思います。

❖ 患者・利用者に寄り添う

　緩和ケアにおいて、「患者・利用者に寄り添うことが最も大切なこと」であると野村医師は言っています。では、看護師・介護職として患者・利用者に寄り添うとは、どういうことでしょうか?「寄り添う」の意味は、「もたれかかるように、そばへ寄る」ことです。単に「そばにいる」という距離感がある言葉

ではなく、「もたれかかるように」という、やや密着感がある言葉です。

アロマセラピーの側面から寄り添うことを考えてみると、香りを嗅ぐ芳香浴よりも、身体にタッチをすることを通して、「やさしい気持ちでそっと寄り添う」ことが重要なのだと思います。筆者は、亡くなる直前までアロマトリートメントを希望されて、施術をさせていただいた患者・利用者の懐かしい思い出が心の中にいっぱいよみがえってきます。それは、とても大切な患者・利用者と最期までの時間を共有し、楽しい思い、つらかっただろう思いなどがこみ上げてくるからです。その人の身体にタッチして、その人を感じているからこそ、心に残るのです。

筆者は長年の施術経験から、亡くなられた患者・利用者に対する思いがありますが、訪問診療医の野村先生は、ものすごい数の患者・利用者を在宅療養で看取られています。筆者が以前から疑問に感じていたことを、野村先生が赤ひげ大賞を受賞された後にたずねたことがあります。

所澤：ものすごい数の患者さんを自宅で看取られていらっしゃいますが、そのときに、診療を通じて先生の気持ちが入り込んでしまう患者さん、忘れられない患者さんやご家族がいらっしゃるのではないでしょうか？　先生はどのように感じて診療していらっしゃるのでしょうか？
野村医師：病院勤務のとき、病院で担当する患者が大勢亡くなっていきました。病院の死と在宅の死の違いを思うと、病院は3人称の死であったように思います。私が1人称、家族が2人称、他人が3人称の死です。しかし、長年在宅で看取ってきた在宅の死は、3人称ではなく、2.5人称の死なのです。家族の死でもないですが、他人の死でもないのです。…

野村先生が言われた「2.5人称の死」は、先生が長年されてきた在宅診療のスタンスであると思います。在宅患者の死は、他人の死ではなく、家族の死とも違う、大切な方の死、思い出深い死であるのではないでしょうか。在宅療養をしている患者を2.5人称と思い診療しているからこそ、野村先生は1人ひとりに寄り添う診療を行い、患者・家族の生き方を最後まで尊重していくサポートを行っているのではないかと思います。

野村先生のおっしゃる2.5人称の死は、柳田邦男氏が提唱している「生と死の人称性」としての「2.5人称の死」なのです。専門家が、相手を冷たく対象化してしまうような3人称として患者・利用者に対応するのではなく、専門家としての知識や経験やさまざまな人と出会った人生経験を大事に生かしながら、1人称・2人称の人に寄り添うこと、そ

の人にとって根源的なニーズは何かということを理解して寄り添うこと、そして何らかの手を差し延べるという意味の2.5人称[4)]なのだと思います。

筆者自身も、アロマトリートメントやリフレクソロジーの施術を亡くなる寸前まで希望された患者・利用者については、忘れられない思い出がいっぱいあります。亡くなる直前や亡くなる数日前の最後の施術であることが感じられたときの、退室時の患者・利用者の表情を忘れることができません。女性の多くは、部屋から退室するまで、じっと視線を筆者の目に向けているのです。「これで、お別れね…」と言わんばかりに。男性の多くは、筆者が退室時に「では、失礼します。また、来ますね」と言うと、しっかり筆者の目を見ます。退室し始めると下を向いて、じっとしているのです。「これで、最後だな…」と言わんばかりに。別れの最期の瞬間は、言葉はなくても通じ合っている何かがあります。その瞬間が、生の別れになることを予感しているのでしょう。施術をして亡くなられた患者・利用者は「2.5人称の死」、大切な方の死なのです。筆者が相手に寄り添っていたからこそ感じられた2.5人称の死であるように思います。

❖ 自分の老い方、死に方を考える

高齢になることや死は、すべての人に不公平なく起こり、100％避けられないことです。だからこそ、死は高齢者になってから考えればよい、病気になってから考えればよいのではありません。身近な家族、親戚や友人が老いていく姿を目のあたりにしたときに、自分はどのような老い方、死に方をしたいかと思考をめぐらせることが必要です。「死に方」を考えることは、残されている人生をどのように自分らしく終止符を打つか、という「生き方」を考えることにつながることだと思います。

筆者が看護学生だった頃から現在に至るまでの学びのテーマは、「死」です。なぜ、死を自分のテーマとしたかを考えてみると、筆者の母が長年、実母宅と義母宅に通って介護をし、老衰で穏やかに家で看取った情景を、鮮明におぼえていたからだと思います。その死の過程は、元気だった木が老木になり静かに枯れていったという印象で、両祖母から「痛い」「つらい」という言葉を聞いた記憶はありません。そこにあったのは、穏やかな住み慣れた家での死でした。

その後、筆者は看護師となり、病院、ホスピス病棟、在宅療養の場で勤務して、多くの患者の死を体験してきました。いまでも心の奥に深く残っている病院の死では、穏やかな

死もありましたが、見ているのがつらい死もありました。筆者が20歳代の看護師時代に、「寄り添う看護」ができていたとはいえない、心に残っているケースを紹介します。

> 60歳代の男性Oさんは、脳梗塞の後遺症で片麻痺の状態で、自宅療養をしていました。徐々に片麻痺から全身拘縮状態になり、両肘と両膝部が屈曲した状態で入院となりました。
> 先輩看護師は、2時間ごとの体位変換のときに、屈曲している両肘と両膝部に枕やクッションを挟み、拘縮の悪化を予防していました。しかし、Oさんにとっては、定期的な体位変換のときに、拘縮している両膝や両肘を伸ばすようにクッションを挟む行為が痛いのか、口を開けて痛そうな表情をしていました。Oさんの自己表現は、脳梗塞の後遺症により会話ができず、目と顔の表情を変えることが精一杯でした。

Oさんにとって、2時間ごとの痛みを伴う体位変換は、さぞかしつらかったのではないかと、いまさらながらに思います。もしそのときに、心身の緊張を取り除くことができるやさしいアロマトリートメントを定期的に行っていたならば、拘縮が少しでも緩和され、痛みの閾値を上げることができ、クッションや枕を挟んでも、Oさんの苦痛表情はなかったかもしれません。この若い時代の看護経験があったからこそ、筆者はアロマトリートメントの必要性を感じることができたのではないかと感じます。

引 用・参 考 文 献

1）塩田清二：〈香り〉はなぜ脳に効くのか―アロマセラピーと先端医療，p.145-153，NHK出版，2012．
2）今西二郎：メディカル・アロマセラピー，p.3，金芳堂，2006．
3）アルフォンス・デーケン：よく生きよく笑いよき死と出会う，p.144-147，新潮社，2003．
4）柳田邦男，萩山祥光責任編集：「生と死」の21世紀宣言Part 4（いま求められる学びと実践），p.40-77，青海社，2011．

Part 1 **3**

アロマセラピーを行うときに必要な
患者・利用者と家族に対する配慮

患者・利用者に対する配慮

❖ 話すときの姿勢は、目線を同じ高さにする

　看護師・介護職が立ったままの姿勢でベッドに寝ている患者・利用者に声をかけると、上から見下げられる感じになります。特に、はじめて話をするときの第一印象は大切です。膝をつくなどして患者・利用者と目の高さを同じにするか、もっと低い位置にすることで、患者・利用者は「話を聴いてくれる姿勢をもっている相手」だと判断して、話をしてくださいます。

❖ 言葉遣いは、あわてず、やさしく、ていねいに

　患者・利用者の話をていねいに傾聴します。たとえ忙しくても、あわてた言葉遣いや動作をしてしまうと、「私は忙しいから、あなたの話を聴いてあげられません」というメッセージを患者・利用者に送ってしまいます。この状況では患者・利用者は会話をしようと思えないため、信頼関係も築けません。

　アロマトリートメントをしても、施術者があわてていると、患者・利用者に気持ちよさを与えることはできません。忙しいときほど、看護師・介護職は深呼吸をして、あわてている動作を緩めるようにしましょう。

❖ 表情は暗くならず、相手の波長を感じ取り、明るく笑顔で接する

　にこやかな笑顔は、周囲をなごませます。ケアをしている人が暗い表情であれば、まわりも暗くなり、会話が少なくなります。にこやかな笑顔で接して、アロマセラピーを行い

ましょう。

❖ 指示的態度ではなく、支持的態度で接する

看護・介護をしていると、指示をせざるを得ない場面もありますが、アロマセラピーをするときは、相手を支持する姿勢で行いましょう。

❖ 看護師・介護者が精神的に安定している

毎日、忙しい仕事に追われ、ゆとりをもつことは難しいですが、忙しさの中でも、精神的に安定することを心がけてください。看護師・介護者自身が癒されていないと、人を癒すことはできません。

「がんばっている大切な自分をほめて、いたわろう」という気持ちで、自分に合った方法でセルフケアをしてください。「忙しいから、自分のケアは後で」と思わないでください。一生懸命がんばっている自分をほめて、大事にすることが大切です。看護師・介護師が精神的に安定していると、病気の人に対してもゆとりをもつことができます。

家族に対する配慮

病人や高齢者を介護している家族は、病気や介護などに対して不安や心配を抱えながら生活をしています。看護師・介護職には、家族の思いを十分に理解する姿勢が求められます。

例えば、認知症高齢者を介護する家族は、長期間にわたる介護になるケースが多いため、心身のストレスや介護疲労に対する支援が必要です。一方、がん患者を介護する家族は、介護期間が短いケースが多く、病状が刻々と変化してくると、新たに起こってくる患者・利用者の症状や変化を家族が受け入れることができなかったり、今後起こり得る症状に不安や心配を抱いたりすることもあります。看護師・介護職は、家族の話を傾聴し、ねぎらいの言葉をかけながら、患者・利用者にアロマセラピーを行うようにしましょう。

アロマセラピーを用いた家族指導

介護を受ける側の患者・利用者や介護をする側の家族は、介護が長期化することや先が見えない病状などの心配や不安を抱えながら、張りつめた生活をしています。そのようなとき、"よい香り"や"落ち着く音楽"に、言葉では言い表せないひとときの癒しを感じることがあります。張りつめた状況の中で、ほんの一瞬の癒しを提供することを伝えるこ

とができるのは、キーパーソンの家族だけではなく、そのまわりでサポートする家族やチームサポートをしている人だと思います。ほんのひとときであっても、好ましい香りはその場をやさしく包みます。

　では、看護師・介護職にはどのようなことができるのでしょうか？ 簡単にできるのは、香りを嗅いで「よい香り…」と感じる芳香浴です（p.26「芳香浴」の項を参照）。看護師・介護職は、患者・利用者のそのときの状態に応じた芳香浴の方法を家族に伝えてください。療養空間が一瞬で落ち着いた空間に変化します。香りは、前述したように脳に影響を与えるのです。

　一例を紹介します。筆者が病院の4人部屋に入院している1人の患者にスクリーンのカーテンをして、オレンジの入ったブレンドオイルでアロマトリートメントをしていると、そこに他の患者の家族が入室してきました。その人は、部屋に入った瞬間に「いい香りね！…私まで癒されるわ！」と声に出していました。やはり香りは癒しにつながるすごいパワーをもっているのです。

　芳香浴以外の方法としては、アロマトリートメントがあります。家族自身が大切な家族である患者・利用者に対して簡単に行うことができ、心が伝わります。筆者は、がん終末期患者を介護している家族が、痛みで眠れずにつらそうにしている患者に対して何かしてあげたいと思っていても、何をどのようにやってよいかがわからないという状況を感じることがあります。そのようなときには、介護している家族に声をかけて、家族が患者にマッサージすることができることを伝え、次に、家族が希望すれば、実際にアロマトリートメントの中でも、気持ちの伝わるエフルラージュ（軽擦法）の手技を指導します。家族に、ブレンドオイルを使って、やさしく心が伝わるエフルラージュをしていただくことは、親子間、夫婦間、兄弟姉妹間の誰でもできますし、すばらしい家族愛につながります。ひいては、患者が亡くなられた後の悲嘆の度合いをやわらげることができ、グリーフケアにもつながります。

　家族に「マッサージをしてください」と無理強いはしませんが、「オイルは、洋服の上からのマッサージと違い、○○さんの皮膚に摩擦力が生じないので、とてもやさしくさすってあげると気持ちがよいのですよ。ご興味があれば、お教えしますね」と伝えておきます。マッサージを受ける患者は、家族からマッサージを受けることで、「自分は大事にされている」と感じるでしょう。オイルを使ったアロマトリートメントは、香りの効能もあり、その場の雰囲気をなごませる力をもっています。

Part 1

2025年問題を アロマセラピーの 側面から考える

4

2025年問題とは

　現在の高齢者を取り巻く家族環境をみてみましょう。少子高齢社会の進展と医療費抑制政策を背景に、わが国は在宅医療に力を注いでいます。日本ではいま、ごく近い将来に訪れる超高齢社会の「2025年問題」に対する取組みが全国各自治体で始まっています。まさに大介護時代への突入です。わが国で第二次世界大戦後の1947年から1949年までの3年間に出生した第一次ベビーブーム世代、いわゆる団塊の世代の出生数は約806万人にものぼる、と厚生労働省は報告しています。

　そのうち、団塊の世代が前期高齢者（65〜74歳）となるのが2015年、そして後期高齢者（75歳以上）となるのが2025年なのです。厚生労働省は、2025年には65歳以上の高齢者数は3,657万人（30.3％）となり、75歳以上の高齢者が全人口に占める割合が増加していき、2055年には25％を超える見込みだと伝えています。

　また、65歳以上の高齢者のうち、認知症高齢者の日常生活自立度Ⅱ（日常生活に支障を来たすような症状・行動や意思疎通の困難さが多少みられても、誰かが注意していれば自立できる）以上の人が増加し、470万人になると推計しています。2025年に向けての問題を**表4-1**に示します。

表4-1　2025年に向けての問題

1. 超高齢化に伴う認知症高齢者数の急速な増加
2. 高齢者世帯の増加、特に高齢者の1人暮らし・高齢夫婦のみの世帯の増加
3. 死亡者数の増加による総人口の減少や、首都圏の急速な高齢化

2025年問題に対する
チームアプローチ

❖ 在宅の場合

　これらの諸問題に対して厚生労働省は、重度な要介護状態となっても住み慣れた地域で自分らしい暮らしを人生の最後まで続けることができるよう、住まい・医療・介護・予防・生活支援が一体的に提供される地域包括ケアシステムの構築の実現をめざしています。

　このシステムの構築の実現に向けて必要なことは、多職種による援助チームでのチームアプローチです。ケアマネジメントによるチームアプローチは、ケアプランを作成して、利用者の療養生活をよりよくすることをめざします。そのためには専門職間の連絡・調整・連携をはかることが大切で、介護支援専門員（ケアマネジャー）が要となります。また、在宅の利用者で、医療依存度が高く、処置などが頻回に必要である場合は、主治医となる訪問診療医の指示のもとに、介護保険のサービスが提供されます。訪問看護師やケアマネジャーと話し合い、介護保険外のインフォーマルなサービスの必要性を感じたときには、協働してチーム編成を決めていくことが必要になります。

　在宅療養の場は病院と違い、利用者や家族の城であり、主（あるじ）は利用者と家族です。そこは本音が詰まった居住空間ですから、ケアにあたるチームメンバーは、利用者や家族の意向を確認したうえで、必要なサービスを提供し、情報を共有していくことが重要です。

　アロマセラピーについては、利用者の希望があれば、訪問看護師ができる範囲でアロマトリートメントを行うことが可能です。さらに、専門的にプロフェッショナルのアロマセラピストから施術を受けたいという希望があれば、有料で訪問アロマトリートメントを提供しているセラピストに依頼することもできます。

　在宅では、利用者や家族の希望に応じた必要なケアを受けられることが特徴の1つとしてあげられます。在宅のチーム編成は、利用者のニーズに合わせた必要なケアの専門職がチームに加わることになります。チームメンバーは指示関係ではなく、支持関係と協働関係で仕事を行い、ケアにかかわる情報を共有し、ケア方針を話し合い、利用者・家族の意向を確認しながらチームで支え合うことが重要です。

❖ 病院の場合

　病院では、チーム医療で患者をサポートします。チーム医療に携わる職種としては、医師、看護師、薬剤師、理学療法士、作業療法

士、診療放射線技師、医療ソーシャルワーカー、管理栄養士、言語聴覚士、臨床検査技師、歯科衛生士などがいます。これらの異なるメディカルスタッフ（医療専門職）が連携・協働し、それぞれの専門スキルを発揮して、入院中や外来通院中の患者の生活の質（QOL）を維持・向上するように働いています。

このチーム医療の構成メンバーとして、医療リンパドレナージセラピストは入りますが、医療従事者として認められていないアロマセラピストやリフレクソロジストが入ることは難しい状況です。現状では、看護師のアロマセラピストは、看護師という職種でチームの一員として連携が可能となります。病院において、医療職としての資格をもたないアロマセラピストがチーム医療に携わる一員になることは、現段階では難しいということがうかがえます。

2025年問題に限らず、もし患者が入院中にアロマトリートメントを受けていた場合は、病院を退院する前に行う退院カンファレンスで、在宅チームに情報提供を行うことにより、継続的に施術が受けられることにつながります。患者や家族が希望している場合には、アロマセラピーはニーズのあるケアなのです。

✿ 高齢者施設の場合

高齢者施設では、利用者をケアしている職種として、ケアワーカー、介護福祉士、社会福祉士、ケアマネジャーなどがいます。しかし、ケアをする職員数が充足されていない施設が多いのが現状であることから、書道・絵画・音楽ボランティアなど、得意分野を生かしたさまざまなボランティアによる活動が利用者を楽しませることにつながっています。

最近では、その中にアロマセラピストが入っている施設が少しずつ増えています。ただ、アロマセラピーの場合は、オイル料金が発生するため、まったくのボランティアとして入ることが難しい状況です。有償ボランティアのアロマセラピストが定期的に入ることで、香りにより「場の空気」が緊張空間からホッとする空間に変わります。

高齢者施設への入所者が増えていく2025年に向けて、利用者や介護者の心身の緊張をやわらげる方法の1つとして、アロマセラピーは有用です。

今後の展望

アロマセラピーは補完代替医療であり、統合医療の1つとして位置づけられています。2011年3月の東日本大震災では、すべてが

津波に流され、医療機械が破壊され、近代医療も立ち止まりました。そのような中で、アロマセラピストたちは勇気をもって被災地に赴き、震災にあわれた方々のケアにあたり、心身が疲れ果てた方のサポートを継続的に行いました。日本統合医療学会名誉理事長の渥美氏は、「ライフラインが断たれたときの医療は無力であり、そのときには、補完代替医療（CAM）が発達する」ことを、2012年の日本アロマセラピー学会学術総会で述べています。

　また厚生労働省は、現在、病院から在宅への移行に力を注いでいます。よって今後は、「在宅」へ向けてアロマセラピーを展開していくニーズが広がるのではないかと思います。

日常ケアで取り組める！アロマセラピー

Part 2

Part 2

アロマセラピーを行う場所の特徴

1

　アロマセラピーは、香りを楽しむ「芳香浴」と、アロマオイルを用いてマッサージを行う「アロマトリートメント」に分けることができます。この2つをどのように日常ケアに生かしていくかを考えていきましょう。

　医療や介護・福祉現場でアロマセラピーを行う場所は、大きく分けると、

①病院、ホスピス、介護老人保健施設、特別養護老人ホーム、グループホーム、有料老人ホーム、身体障害者療護施設などの「お泊まり施設」

②クリニック、デイサービス、デイケアなどの「日帰り施設」

③「在宅」

の3つが考えられます。それぞれの場所において同じアロマセラピーを行うとしても、その場所に応じた配慮をしたうえで取り組むことが必要になってきます。

　ここでは、それぞれの職場で取り入れられるメディカル的な視点を加味したアロマセラピーの方法と、さらに注意点を含んだワンポイントアドバイスを含めてお伝えしていきます。

「お泊まり施設」の特徴

✤夜間がある

　「お泊まり施設」の特徴の1つは、夜間があるということです。夜間は、勤務するスタッフの人数が減るので、「なるべくトラブルがないように」というのが、夜間勤務者の願いです。

　夜勤帯で困ることとして、不眠で眠れない患者・利用者が夜間歩き回る徘徊があります。徘徊をする人は、自分が何を求めている

のかが時としてわからず、声を出して周囲に迷惑をかけることが多いため、夜間勤務者がその患者・利用者の対応に追われてしまうことがあります。

塩田氏は、不眠症は精神的・心理的不眠、身体的不眠、その他の不眠の3つに大別され、それぞれの原因疾患に対してアロマセラピーを行うことで、不眠治療につながる、と述べています[1]。このことから、アロマセラピーを患者・利用者の状態に応じて上手に使っていくことが、不眠症に効果があると考えられます。

❖ 共同生活をしている

「お泊まり施設」のもう1つの特徴は、お泊まりする環境には個室や多床室があり、家族ではない人と共同生活をしている、ということです。病院や有料老人ホーム、グループホームは、個室に入院・入居すればプライバシーはある程度確保できますが、多床室では同室者に気遣いつつ生活をしていく環境です。ですから、アロマセラピーの香りが室内に拡散されると、個室では問題にならなくても、多床室ではどの香りを拡散させるかということに注意を要することになります。

例えば、トイレをさわやかな香りと感じるペパーミントで芳香するとします。数日間であれば、「さわやかで、よい香り」という評価を受けるかもしれません。しかし、この香りが1～2か月にわたり続くと、人は飽きて、はじめは好きだった香りも嫌な香りに変わるかもしれません。

「お泊まり施設」では、香りに変化をもたせてメリハリをつけ、生活を楽しむことができるように、香りの選択に配慮が必要になります。

「日帰り施設」の特徴

「日帰り施設」の特徴は、短時間滞在型の場所であることです。待合室やデイルームを室内芳香しても、患者・利用者は数時間後には退室するのですから、個々の嗜好をあまり気に留めなくても構わない場所です。大衆が嫌がらない香りであれば問題ない、といえます。

「在宅」の特徴

「在宅」の特徴は、利用者の大切な居住空間であり、本音で生きている空間で、プライバシーが詰まった場所であること、独居でない限りは家族がともにいる場所であることです。

「お泊まり施設」や「日帰り施設」との大きな違いは、主役が利用者本人と家族であり、大勢がいる空間ではないことです。ですから、在宅で利用者が香りを用いたケアを気に入ることで、より精油（エッセンシャルオイル）のもつ薬理作用の効果を感じることにつながります。

引用文献
1）塩田清二：〈香り〉はなぜ脳に効くのか─アロマセラピーと先端医療, p.145-153, NHK出版, 2012.

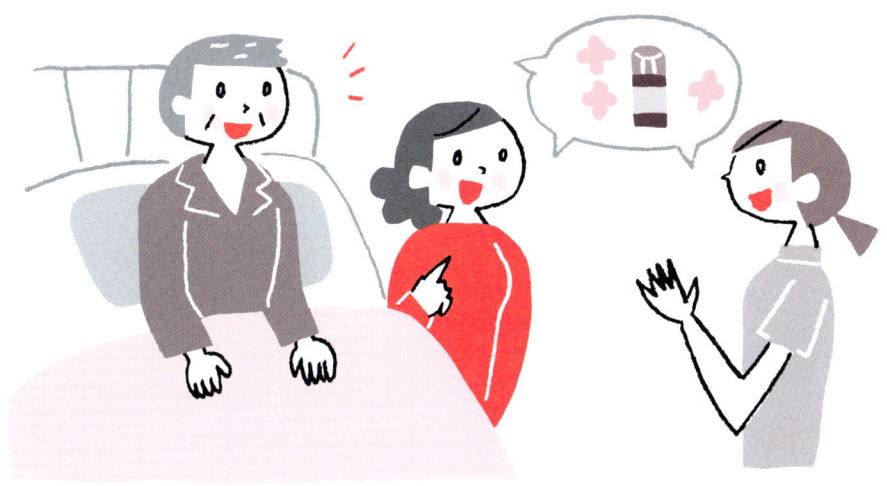

Part 2

日常ケアで取り組めるアロマセラピー
芳香浴

2-1

誰もが"好ましい香り"と感じる精油はない

　芳香浴は、日光を浴びる日光浴と同様に、香りを浴びることを意味し、精油（エッセンシャルオイル）の香りは空気中に拡散され、まさに香りを浴びている状況になります。その拡散された精油の香りを嗅ぐ人が「好ましい香り」と感じるときは、その人に快適感をもたらす効果があります[1]。

　逆に、トイレ臭や排泄臭を「好ましい香り」と感じる人はいないでしょう。しかし、精油の香りも同様に、誰もが「好ましい香り」と感じることはないことを知っておいてください。

例 　ケアスタッフのAさんは、真正ラベンダーの香りが大好きです。マスコミでも「真正ラベンダーの香りはリラックス作用があり、よく眠れます」などとコマーシャルしているので、Aさんは「利用者Bさんもきっと好きだろう」と思っていました。そこで、Aさんは真正ラベンダーの入った芳香スプレーを室内に噴霧しました。
　AさんがBさんに「この香り、よい香りで落ち着くでしょ」と話しかけると、Bさんに「私は好きじゃない…。この香り、くさいわ」と言われてしまいました。

　このように、香りはその人の嗜好により感じ方は異なりますし、なじみのある香り、または幼い頃から近所にあった香りなどは、その人にとってよい香りにつながります。育った環境による影響で、香りの好みは十人十色であることを承知しておいてください。気を

つけないと、自分の好きな香りを患者・利用者に押しつけてしまうことになります。

また、疾患のステージにより、香りの嗜好性が変化してくることも認識しておくことが必要です。

精油の吸収ルート（経鼻吸収と経皮吸収）

では、芳香浴で嗅いだ香りは、どのように体内に吸収されるのでしょうか？　吸収する方法としては経鼻吸収と経皮吸収があるのですが、吸収された精油は、どのように身体から排出されるのでしょうか？

香りは、鼻から吸入すると、嗅覚システムに作用して、①脳神経に作用する経路、②気道系を通じて気管から肺へ吸収され、血液を介して全身の臓器に作用する経路、のいずれかを通り、吸収されます。また、アロマトリートメントによって、③皮膚から血管に入り、臓器や器官に作用する経路もあります（図2-1）。

❖脳神経に作用する経路

香りを嗅ぐと、芳香分子と空気が鼻から鼻腔の奥に入ります。鼻の奥には嗅粘膜があり、嗅細胞という感覚神経細胞があります。嗅細胞から嗅毛が伸び、芳香分子に反応して、神経インパルスが発生します。神経インパルスは、嗅神経を通過して大脳辺縁系に達し、視床を通って、嗅覚野で「におい」として認知されます。

視床下部は、自律神経系と内分泌系の機能を調節します。よい香りを嗅ぐと、脳内モルヒネといわれるセロトニンやエンドルフィンが分泌され、沈んだ気分を高揚させたり、痛みを抑制させたりします。

❖気道系から血液を介して全身の臓器に作用する経路

香りを嗅ぐと、芳香分子と空気は鼻から呼吸器系の気管や気管支の粘膜を通って肺に直接入り、肺胞に達します。そして、外呼吸におけるガス交換時に血液中に入り、体循環によって各臓器（脳、心臓、筋肉、肝臓、腎臓など）や器官に達し、作用します。

❖アロマトリートメントにより皮膚から作用する経路

アロマトリートメントによって、精油成分は皮膚から毛のうやアポクリン腺、エクリン腺を通過して、真皮に達します。精油成分は皮膚を通過し、毛細血管から吸収されて血液に入り、体循環により各臓器（脳、心臓、筋肉、肝臓、腎臓など）や器官に作用します。

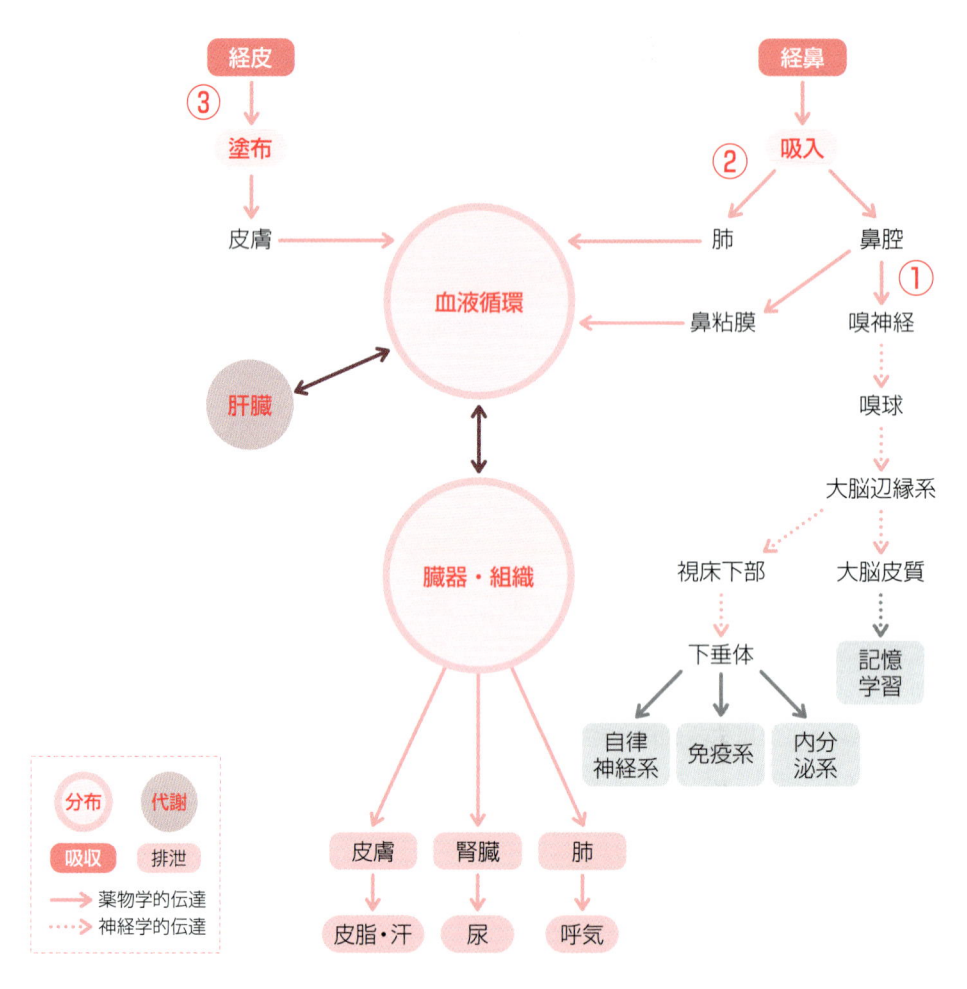

①脳神経に作用する経路、②気道系を通じて気管から肺へ吸収され、血液を介して全身の臓器に作用する経路、③皮膚から血管に入り、臓器や器官に作用する経路

図 2-1　精油の作用経路

（日本アロマセラピー学会編：アロマセラピー標準テキスト基礎編，p.98，丸善，2003 より改変）

精油の排出

体内に入った精油は、腎臓が主な排泄器官で、最終分解産物は尿中に排出されます。体内に残ったものは、腸を経て大便中に排出されます。一部は、呼気として体外に出ます。微量は、皮膚の汗腺を経て、分泌されます（図2-1）。

精油が尿中から排泄されたことを実証した筆者の体験談を紹介します。30歳代の肥満の女性に、ブルガリア産ローズオットーを用いた全身アロマトリートメントを午後6時から1時間行いました。翌朝、クライアントがトイレに行き排尿をした瞬間、バラのすてきな香りがトイレ中に漂ったのだそうです。その瞬間、「なぜ、バラの花の香りがするのかしら？」と思ったようです。後日、筆者はクライアントからこの体験談を聞き、精油の排出についての説明をしたところ、納得されました。このクライアントは肥満であるため、ブレンドオイルの量を通常の1.5倍使用していました。よって、2％濃度のブレンドでも、ローズ精油は通常よりも多く体内に入ったと考えられ、この影響で翌朝の排尿時にローズの香りを瞬時に感じたのではないか、と考えられます。

芳香浴の方法

❖ コップを使った芳香浴

コップに熱いお湯を入れ、その中に精油を数滴入れて、香りを嗅ぎます（図2-2）。

低温のお湯の場合は香りの拡散が低下するため、熱めのお湯がベターです。

[注意とアドバイス]

- 認知症の人や高齢者、子どもには注意を要します。例えば、オレンジ、レモン、グレープフルーツなど、一般になじみのある香りの柑橘系精油を使用した場合、「おいしそうな飲み物」と勘違いして飲用してしまう危険性があります。コップの置き場所に注意してください。

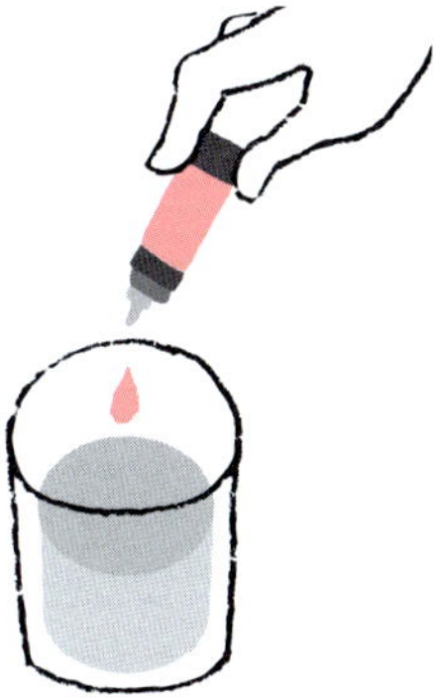

図2-2　コップを使った芳香浴

- 高温のお湯なので、熱傷に注意してください。
- コップの中に滴下する精油は、1種類の単品でも数種類を混ぜて入れても構いません。ただし、数種類をブレンドすることで、単品のときとはまったく違った香りになります。

❖ アロマライト（アロマランプ）、アロマポットなどを使った芳香浴（図2-3）

香りを長時間嗅いでいると、鼻は時間の経過とともに香りに慣れて、香りを感じなくなります。リラックスしたいときや寝る前などに、アロマライト（アロマランプ）で一定時間芳香させた後、OFFにすることをお勧めします。長時間つけっぱなしにするのではなく、例えば芳香時間を30分程度に決めて、ON/OFFでメリハリをつけたり、香りも毎回同じではなく、他の精油にしてみるなど変化をもたせて、香りを楽しみましょう。コンセント式でON/OFFのスイッチがあるものが使用しやすく、安全です。

寝る前の芳香としての精油の選択は、好きな香りのものや鎮静作用のあるものがよいで

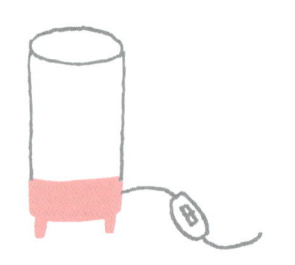

a アロマライト（アロマランプ）

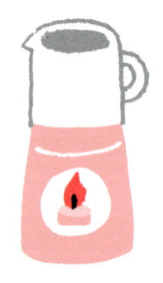

b アロマポット

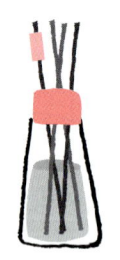

c ブルームスティック

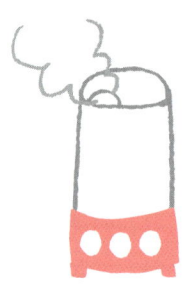

d アロマディフューザー

図2-3　アロマ器具を使用した芳香浴

しょう。いくら鎮静作用のある香りでも、嫌いな香りでの室内芳香では、良眠は得られないことが考えられます。

アロマライト（アロマランプ）（**図2-3a**）は、コンセントに差し込み、電球の熱で精油を温めて香りを拡散させるものです。アロマポット（**図2-3b**）は、ロウソクの火で精油を温めて香りを拡散させます。最近は、病室のどこにでも置ける芳香剤として、ブルームスティック（**図2-3c**）をインテリア的感覚で置いているのを見かけます。

[注意とアドバイス]
- ロウソクを使用するタイプのアロマポットは、高齢者や動けない患者・利用者には危険ですので、お勧めしません。使用する場合は、まわりに燃えやすいものを置かない、子どもや認知症高齢者の手の届くところには置かない、就寝中は使用しないなど、火気の取り扱いに十分に気をつけ、患者・利用者に任せずケアスタッフが管理してください。

✿ アロマディフューザー（芳香拡散器）

アロマディフューザー（**図2-3d**）は、熱を加えず精油をミスト状にして香りを拡散させるタイプのものと、ファンで香りを拡散させるタイプのものがあり、電池式とコンセント式があります。精油の拡散力は、アロマライトやアロマポットよりも強いです。

ファン式のディフューザーは、病院の待合室やロビーなどの広い空間で使用します。使用する香りは、ディフューザーによって、精油（一般的に精油は脂溶性であり、水に溶けません）を使用するものと、水溶性オイル（水に溶けやすいように加工してあるもの）しか使用できないものがあるので、注意してください。

[お勧めアドバイス]
- 病院・施設のトイレの排泄臭は、誰もが気になる嫌なにおいです。ディフューザーを用いて芳香させることで、トイレに通うことが不快にならずに済むでしょう。トイレに人工香料の香りを漂わせるよりも、アロマの香りのほうが穏やかです。
- 精油には、抗菌作用や抗ウイルス作用などの薬理作用があります。一般的になじみのある柑橘系精油や、ペパーミントに抗菌作用の強いティートリーやユーカリ・ラジアータなどの精油をブレンドすることで、トイレの空気清浄につながります。

[注意とアドバイス]
- 病院の待合室やロビーなどの広い空間で使用する場合は、すべての人の好みに合わせ

ることが難しいため、香りの選択が難しいです。個性的な精油を選択せず、多くの人が慣れ親しんでいる精油を用いることをお勧めします。

✤ ティッシュペーパーによる芳香浴

　ティッシュペーパーに精油 1 ～ 2 滴を滴下し、患者・利用者の身近に置いて、香りを楽しみます（図 2-4）。また、鼻に近づけて軽く深呼吸するのもよいでしょう。

　ただし、患者・利用者の状態に応じて、鼻に近づけすぎないようにしましょう。また、香りを滴下したティッシュペーパーを胸ポケットに、女性の場合はブラジャーの内側に忍ばせると、よい香りが漂います。

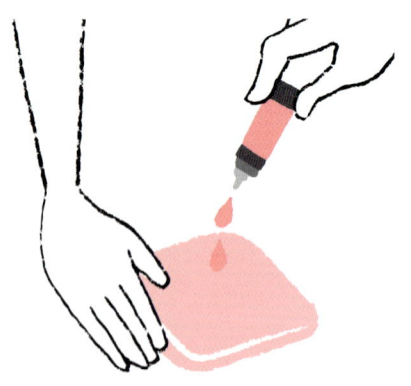

図 2-4　ティッシュペーパーに精油を直接滴下して吸入

✤ エアフレッシュナーによる芳香浴

　エアフレッシュナーは、芳香スプレー、または消臭スプレーとして使用できます。オイルの薬理作用である抗菌・抗ウイルス・鎮静作用などを利用して消臭スプレーをつくり、例えばトイレ、ポータブルトイレ、玄関、病室、患者・利用者の排液や糞尿などにスプレーすると、悪臭を除去し、空気を浄化します。かぜやインフルエンザのシーズンには、特に空中散布をお勧めします。

　100mL の消臭・芳香スプレーをつくる場合は、無水エタノール（20mL）に精油（20 ～ 30 滴）を入れて混和し、精製水または蒸留水（80mL）を加えて混ぜるように振ります（図 2-5）。噴霧すると、やわらかくよい香りが拡散します。

[お勧めアドバイス]

- 病院や施設でのおむつ交換時には、消臭スプレーが活躍します。病棟や施設で一斉におむつ交換をするときは、病室や廊下が排泄臭で蔓延し、「くさい」とスタッフ自身や面会人・家族も不快に感じています。この場合は、おむつ交換をする前に空中散布をして、よい香りを患者・利用者、家族、スタッフが事前に嗅いでおくことで、気分がやわらぎます。
- 病院で処置をした後に悪臭を放つ排泄物が

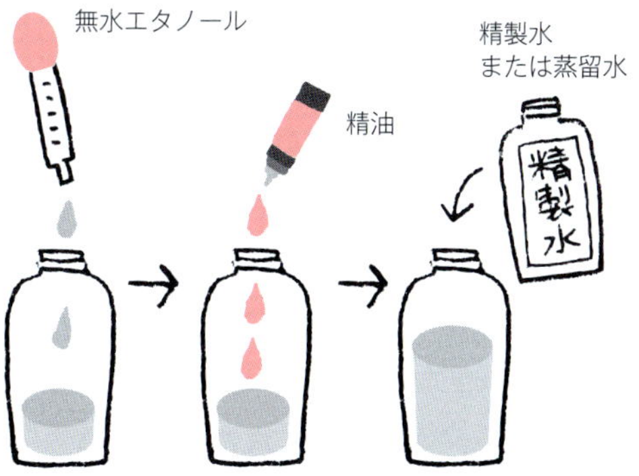

無水エタノール
精油
精製水または蒸留水

材料
・無水エタノール　・精油　・精製水または蒸留水
・保存用遮光びん（スプレータイプ）

①びんに無水エタノール（20mL）を入れる
②精油（20～30滴）を入れて混和する
③精製水または蒸留水（80mL）を加えて、混ぜるように振る

＊アルコールが含まれているので、火気に注意
＊直接皮膚に噴射しない

図 2-5　エアフレッシュナーのつくり方

出た場合に、排泄物や排液に直接スプレーします。一瞬で香りが変わり、患者・利用者もスタッフも顔がなごみます。病院や施設の包帯交換車（包交車）や処置台に、常時、消臭スプレーを1本置いておくと便利です。患者・利用者に直接スプレーをするわけではないので、問題はありません。患者・利用者自身も、自分の排液などのにおいをケアスタッフに申し訳ないと思っていることがあります。ケアスタッフは、においが気になる場所に消臭スプレーを置いて、くさいにおいではなく、さわやかな空間にしていきましょう。

- 病院や施設で消臭スプレーに使う精油の選択は、噴霧した香りがいつまでも残る香りではなく、さわやかな香りが一瞬漂う程度で、持続しないもののほうが好ましいです。香りの持続性が少ないトップノートあるいはミドルノート[*1]の精油を選択して、ブレンドしてください。香りが持続してなかなか消えないベースノートの精油は、場所を考えて選びましょう。
- 在宅で吸引器を使用している場合、吸引びんに青森ヒバやヒノキ精油を1滴入れると、消臭効果が得られ、びん内のかび発生を防止します。
- 病院の病室で使用する場合は、患者のプライバシーに配慮して、許可を得てから噴霧します。特に多床室の患者には、声かけをしてください。ひと言の声かけで、患者は「自分のことを大切にしてくれている」と感じるのです。
- かぜやインフルエンザのシーズンには、特

[*1]「ノート」とは、香りの持続性を示す分類のこと。トップノートは持続30分以内の揮発性の高い香り。柑橘系の香りに多い。ミドルノートは持続30分～2時間で、理想的な時間帯。ラベンダー、ゼラニウムなどがある。ベースノートは持続2時間以上で、揮発性が低く、安定した香り。サンダルウッド、ベンドインなどがある。

に空中散布がお勧めです。このときは、抗菌・抗ウイルス作用の強いティートリーや去痰作用のあるユーカリ・ラジアータなどの精油を使用することで、単なる「香り」のスプレーをつくるだけの視点ではなく、症状に対する視点をもつことで、メディカル的な配慮のあるスプレーに変化します。

- トイレやポータブル便器の便座に散布して拭き取ることで、便器の汚れもきれいに取れます。

[注意とアドバイス]

- 病室でエアフレッシュナーを使用する場合は、患者のプライバシーに配慮してください。患者にとってはじめてのことであれば、散布する説明をして、許可を得てから、悪臭を放つ排泄物や空中に噴霧しましょう。
- 特に多床室の場合は、同室者に対する配慮も必要です。同室者が嫌がらない香りを使用することが大切です。柑橘系のオレンジ、ペパーミント、真正ラベンダーなどは一般になじみのあるオイルですから、拒否されることが少ない香りといえます。なじみのないオイルは、受け入れが難しいです。
- スプレーには無水エタノールが入っています。患者・利用者の顔や皮膚への噴霧はしないようにしてください。

引用文献

1）川端一永ほか編：ドクターが教える効くアロマセラピー —不快な症状をスッキリ解消, p.159-161, 婦人生活社, 2002.

Part 2 日常ケアで取り組めるアロマセラピー

入浴・部分浴

2-2

入　浴

❖病院・施設での入浴

　入浴は、身体を清潔にして、血液循環を促進させ新陳代謝を高め、疲労を回復し、心身の緊張をやわらげる効果があります。

　しかし、病院や施設での入浴は、複数の患者・利用者が同じ湯、同じ浴槽に入ることになります。家庭の浴槽であれば、一般的に、入浴する人が好きな香りを浴槽の中に入れて、香りを楽しむことは問題にはなりません。しかし、複数の患者・利用者がいる場合は、さまざまな病状の人が入浴するため、1人の嗜好を優先することはできません。また、がんなどのステージによっては、香りが嫌いになる時期があったり、香りの好みが日ごとに変化することもあります。

　大衆浴場でさえ、ヒノキ風呂の香りぐらいで、数多くの香りが混在していることは少ないでしょう。ですから、浴室でさまざまな香りを使用するのは難しいと考えられます。

❖脱衣室

　脱衣室は、立地条件により、湿った嫌なにおいが漂う場合があります。アロマディフューザーを用いて、香りを漂わせることもよいでしょう。この場合は、温泉気分を感じていただくために、ヒノキや青森ヒバ精油を使用することで、気分転換につながります。特に男性は、温泉の香りを好まれるようです。

　また、ヒノキや青森ヒバ精油には抗菌力の強いヒノキチオールが含まれ、浴室や脱衣室のかび予防にも効果があります。

部分浴

部分浴として手浴・足浴を行う場合、洗面器やバケツを用いる方法と、用いないで行う方法があります。

❖ 洗面器やバケツを用いた手浴・足浴

手浴・足浴には、①お湯のみで行う、②お湯の中に精油を入れて行う、③お湯の中にブレンドオイルを入れて行う、④芳香浴をしながらお湯で行う、の4つの方法があります（表 2-1）。

1. お湯のみで行う

お湯のみの方法は、お湯を用いて手浴・足浴を行う、通常看護ケアで行われている精油を使用しない方法です。

2. お湯の中に精油を入れて行う

洗面器やバケツに適温のお湯を入れ、その中に精油を数滴入れて手浴・足浴を行います。この方法は、アロマセラピーの本に一般的に記載されている方法です。

ここで注意を要することは、精油は脂溶性でお湯に混ざらないということです。そのため、精油を使用するときは、お湯と精油が混ざるように「乳化剤」を使用します。乳化剤とは、互いに混ざり合わない2種類の液体、例えば水と油が混ざるようにさせるものをいいます。

乳化剤としては、無水エタノール、植物性グリセリン、天然塩、蜂蜜、精油分散剤などがありますが、どの乳化剤を使用するかは、刺激性の観点から患者・利用者の状況を考えて選択することをお勧めします。

[お勧めアドバイス]
● 上述のように、精油は油性であるため、水

表 2-1　手浴・足浴の方法（洗面器やバケツを用いる場合）

手浴・足浴　　必要物品	お湯	乳化剤	精油	植物油	方法
お湯のみ	○				
お湯＋精油	○	○	○		乳化剤に精油を滴下して混ぜる
お湯＋ブレンドオイル	○		○	○	バケツにブレンドオイルを10mL程度入れる
芳香浴・お湯	○		○		芳香浴をしながらお湯で行う

に混ざりません。直接お湯の中に入れたい場合は、水溶性エッセンシャルオイル（セルエキストラクト）の使用をお勧めします。お湯に滴下するだけですぐに混ざり、乳化剤が不要で、洗面器やバケツの洗浄が楽に行えます。香りがライト（軽い）で残らない特徴があり、「香りがあまりしない」と感じる反面、香りが軽くすぐ消えるので、他の患者・利用者への影響が少なく、多床室での使用が可能です。

[注意とアドバイス]
● 精油を直接洗面器やバケツの中に滴下した場合、脂溶性のためにお湯の中には混和されず、表面に浮いてしまいます。すると、手浴・足浴をした後で、洗面器やバケツから手や足を出したときに、皮膚表面に高濃度の精油が直接付着することになります。これは、皮膚の弱い患者・利用者や高齢者には皮膚アレルギーを起こす危険性につながるため、お勧めできません。

3. お湯の中にブレンドオイルを入れて行う

洗面器やバケツに適温のお湯を入れ、その中に5〜10mL程度の少量のブレンドオイル（患者・利用者の好きな精油でブレンドオイルをつくります）を入れて、手浴・足浴を行います。ブレンドオイルのつくり方は、p.70

図3-1をご参照ください。

[お勧めアドバイス]
● ブレンドオイルを使用することで、植物油の保湿効果と精油の香りによるリラックス効果が与えられます。

[注意とアドバイス]
● ブレンドオイルを入れて手浴・足浴をした後の洗面器などは、オイルが付着して片づけに手間がかかります。そのようなときは、洗面器に付着したオイルをアルコール綿やアルコールタオル（アルコール入りウェットティッシュ）などで拭いて落としてから、洗剤で洗うと簡単です。精油も植物油もアルコールに溶ける性質をもっています。

4. 芳香浴をしながらお湯で行う

洗面器やバケツに適温のお湯だけを入れ、香りは芳香浴にします。芳香浴は、前述のアロマポット・アロマディフューザーなどを使用して行うか、ティッシュペーパーによる芳香浴のいずれかを選択します。精油は患者・利用者が好きなオイルを選択して、芳香浴を楽しみます。

✢ 洗面器やバケツを用いないで行う手浴・足浴

洗面器やバケツが用意できない場合や、患者・利用者の手足の拘縮による屈曲がひどく、洗面器やバケツに手足を入れて洗うことができない場合などは、ペット用の使い捨て吸水シーツを利用すると、簡単に手浴・足浴が行えて便利です。ペット用吸水シーツは、大きさが大・中・小と選択でき、用途に合わせて使用できます。捨てるときは、燃えるゴミとして捨てられます。

手浴をするときに準備する必要物品は、ペット用吸水シーツ、シャワーボトル（500mLのペットボトルに100円ショップなどで売っている園芸用のシャワーキャップを付けます）、適温のお湯、石鹸、タオル1枚です。まず、吸水シーツを患者・利用者の手の下に敷き、シャワーボトルに適温のお湯を入れ、必要時は石鹸を用いて手浴・足浴をします。ベッドのシーツを濡らさずに行うことができ、ペットボトルも1～2本用意すれば十分です。

Part 2 日常ケアで取り組めるアロマセラピー

2-3 その他の方法

清拭

　香りを使用した全身清拭・部分清拭には、①空気中に香りを拡散させながら清拭を行う方法と、②清拭するタオルに香りを漂わせて清拭を行う方法、があります。

✤ 空気中に香りを拡散させながら清拭を行う

　患者・利用者の清拭時には、おむつ交換、陰部清拭、排泄処置などのケアが行われることが多く、排泄臭や排液臭などの悪臭を嗅ぎながら清拭を行うことがしばしばあります。そのようなときに、アロマのさわやかな香りが病室環境にあれば、介護を受ける側やケアをする側も気分がいくらかでもさわやかになることでしょう。

　清拭時の芳香浴は、ティッシュペーパーに精油を滴下して行う芳香や、アロマライト・アロマディフューザーなどを使用して芳香することができます。しかし、患者・利用者の清拭ケアは、必要時に瞬時に行わなければならず、芳香も瞬時に必要です。このときの芳香浴としては、エアフレッシュナーとしての消臭スプレーを室内に噴霧してから、おむつ交換をしながら清拭を行うとよいでしょう。よい香りの中で処置や清拭が始まることは、気分的にも違いがあります。

✤ 清拭するタオルに香りを漂わせて清拭を行う

　病院や施設では、タオルウォーマー(ホットキャビ)を使用して蒸しタオルをつくり、清拭時に使用しているところが多くみられます。この蒸しタオルをつくるときに、オレン

ジ、ペパーミント、ヒノキなど一般的になじみのある精油を水またはお湯の中に数滴滴下してタオルを絞り、清拭時にほのかに香る蒸しタオルを使用することで、さわやかな香りが空気中に漂います。ケアを受ける患者・利用者自身も、ケアをする側に対して「くさいにおいで申し訳ない」と遠慮していることがあります。なじみのあるよい香りが漂うことで、互いの関係性の構築につながります。

　訪問看護では、病院と違いタオルウォーマーはないので、一般的になじみのある精油や水溶性オイルを水またはお湯の中に数滴滴下してタオルを絞り、買い物ビニール袋あるいはラップで包み、電子レンジでチンすると、よい香りの蒸しタオルになります。そのタオルで清拭すると、室内にもほのかな香りが立ち、利用者や家族から喜ばれるでしょう。

[お勧めアドバイス]
- 香りの蒸しタオルの応用範囲は広いです。モーニングケアやイブニングケア時に使用できます。イブニングケア時の香りとしては、リラックス効果があり、かつ一般的になじみのある香りということでオレンジがお勧めです。
- 食事のときのおしぼりタオルにも応用できます。

塗　布

　ブレンドオイルでマッサージをするアロマトリートメントのほかに、ブレンドオイルを塗布することもあります。アロマセラピーでは、基本的には精油や植物油（ベースオイル）を用いてブレンドオイルをつくり、使用します。しかし、日常のふとしたときに、患者・利用者の手足が乾燥しているからマッサージをしてさしあげたいと思っても、すぐにオイルの準備をできないこともあるのではないでしょうか。

　また、職場によっては、アロマセラピーを認めていないところもあります。そのような場合は、オイルを使用することができません。そのようなときには、オイルを使わずに、アロマクリームをつくって手足をマッサージしてください。手軽にできます。「アロマセラピーは、オイルだけ」と考える必要はありません。

❦ 塗布する基材
1. ブレンドオイル

　精油と植物油を混和して1～2％のブレンドオイルをつくり、塗布します。ブレンドオイルのつくり方は、p.70　**図3-1** をご参照ください。

2. 市販の無香料・無着色の軟膏・クリームに精油を混ぜて使用

薬局で購入できる白色ワセリンや無香料・無着色のクリームなどに精油を混ぜて使用することもできます。白色ワセリンは保湿力は高いですが、べとつき感が強いので、広範囲に塗るというよりは、小範囲を塗る場合に適しています。クリームは白色ワセリンよりやわらかく、無香料・無着色のボディクリームを使用すると伸びもよく、広範囲な部位をスムーズに塗ることができます。

つくり方は、p.94 memo をご参照ください。白色ワセリンや無香料・無着色のクリームに、精油の濃度表（p.71 **表3-1** 参照）に従って、mL を g に置き換えた分量で作製します。例えば、30g のクリームで 1％濃度のものをつくるには、精油 6 滴を入れて混ぜればできあがりです。ブレンドする精油の選択については、p.72 をご参照ください。

3. 無香料・無着色のジェルに精油を混ぜて使用

無香料・無着色のジェルに精油を混ぜてもつくれます。ジェルの特徴は、塗布後さらっとしていてべたつきが少ないことです。反面、吸収が速いので、塗布してマッサージを少ししてさしあげようというときには、すぐに伸びが悪くなりやすい性質があります。

アロマトリートメント

アロマトリートメントとは、精油と植物油を混ぜてブレンドオイルをつくり、身体をマッサージすることです。ブレンドオイルには滋養効果と保湿効果があり、さらにトリートメントすることで皮膚がやわらかくなり、きれいになります。老若男女にかかわらず、きれいになることはうれしいことで、生活に張りがもてます。

アロマトリートメントの詳細については、Part 4 をご参照ください。

うがい・口腔ケア

高齢者は年を重ねるにつれて、全身的で慢性的な疾患が多くなり、口腔内の清掃管理も自立して行うことができなくなってきます。また、重度の疾患で全身状態が悪い患者・利用者は、周囲の看護師・介護職が注意して食物残渣や歯茎の炎症の有無など、口腔内の状態を観察していくことが重要です。

❖うがい

一般向けの書籍には、口臭予防として、殺菌・消臭作用のある精油でマウスウォッシュ

する方法が記されています。例えば、コップに水またはぬるま湯を入れ、その中に殺菌作用のあるティートリー、殺菌・消臭作用のあるペパーミント、殺菌作用のあるレモンの精油を各1滴滴下し、マウスウォッシュ液をつくり、うがいをします[1]。

この方法は、アロマセラピーのうがいの方法として一般的に知られていますが、認知症の人や要介護状態の高齢者には、誤飲や口腔粘膜を刺激する可能性があります。口腔に希釈精油を使用する場合は、歯科医師や主治医に確認し、許可を得てから行う必要があります。

最近では、精油やハーブの抗菌作用が入ったマウスウォッシュが市販されています。上記のように手づくりするのではなく、特に要介護者の口腔ケアを行う場合は、市販のものを用いてうがいをうながすとよいでしょう。

❖口腔ケア

加齢によるADLの低下は、口腔清掃能力を低下させ、十分な歯磨きができず、口腔内の汚れを残存させて、歯科疾患に罹患しやすい状況をつくってしまいます。要介護高齢者の日常の口腔ケアは、口腔内をよく観察し、口腔内が清潔に保たれるよう介助する必要性があります。

病院や施設では、歯科衛生士による専門的口腔ケアが行われているところもあるので、口腔ケアの方法がわからないときは、専門家にたずねましょう。

引用文献

1）川端一永ほか編：ドクターが教える効くアロマセラピー―不快な症状をスッキリ解消, p.159-161, 婦人生活社, 2002.

Part 2 日常ケアで取り組めるアロマセラピー

2-4 エンゼルケア

　古来、エンゼルケアとは、仏式の葬儀のときに死者を棺に納める前に湯水で拭き清める「湯灌（ゆかん）」という儀式のことで、死者に対し家族や近親者が身体を清め、整容する行為が行われてきました。近年、死と向き合い、死を受け入れる医療として、ホスピス、緩和ケア、終末期ケアが求められてきている中で、「エンゼルケア」という言葉が生まれました。

　内容としては、亡くなった方の顔や身体を拭き、体液の漏出を防ぐ処置をして、男性はひげを剃り、女性は化粧をして髪型を整え、その人らしい着衣に着替えて手を組むというのが一般的です。しかし、各地のそれぞれの習慣や亡くなった病院・施設の意向の違いにより、エンゼルケアの内容もさまざまです。

　エンゼルケアにアロマセラピーを用いることは、故人を看護師や家族がより大切に思う気持ちの表れだと思います。故人に対する思いがあるからこそ、「この香りでお身体を拭いてさしあげたい」という思いにつながるわけです。

亡くなられた後

①部屋に入室後、家族に挨拶した後に、故人に一礼します。

②エンゼルケアで何を行うかを、家族に説明します。

- 家族に「何を着せたいか」を聞き、その人らしい衣服の用意をお願いします。
- 生前好きだった香りを確認します。特に好きな香りがなければ、用意している精油から家族に選択してもらいます。
- 家族もいっしょに清拭や更衣を協力したいか確認します。家族の状況を判断し、無理

のない範囲でできることを伝えます。看護師は、家族が故人に何ができるか、何をしたいのかを確認し、協力してもらいます。この家族の協力は故人を慈しむことにつながり、グリーフケアの1つになります。

エンゼルケアの実際

①故人が好きだった香りがあれば、その香りの精油をティッシュペーパーに数滴滴下して、枕元に置きます。または、エアフレッシュナーがあれば、室内散布をしてからエンゼルケアを開始するのもよいです。死後の血液臭、排液臭、排泄臭などを少しでも浄化するために使用できます。あるいは、アロマライトなどを使用して、故人や家族が好きな香りを焚くこともよいでしょう。

②身体をお湯で拭くときには、お湯が入ったバケツの中に故人が好きであった香りを滴下します。好きだった香りが特になければ、家族に好きな香りを選んでいただき、精油を数滴滴下します。このとき乳化剤は不要です。タオルを絞り、身体を拭きます。

- とてもすてきな香りが室内に充満します。「こんなに大事にしてくださって…」と家族から喜ばれます。
- 身体を拭くときも、家族に声をかけてください。大切な人を亡くされた家族がエンゼルケアに参加することは、大切な思い出になり、グリーフケアにつながります。

③更衣後、故人が好きだった香りがあれば、その香りの精油をティッシュペーパーに1～2滴滴下し、胸元に入れてさしあげることも、細やかな心遣いです。

④エンゼルメイクをします。男性も女性も皮膚が乾燥し、血色が失われるので、少量のブレンドオイルでフェイシャルマッサージを行った後に、化粧をします。女性の家族がいる場合は、化粧をするのをいっしょに行うかどうかをたずねます。

- 故人が母親の場合は、娘に化粧をお願いすると、ていねいな心のこもった化粧を思い出話といっしょにしてくださることが多いです。家族が故人にしっかり触れることのできる最後のときです。香りを用いて思い出づくりに協力しましょう。

Part 2

アロマセラピーを日常ケアに導入する手順

3

　ここでは、実際にアロマセラピーを日常のケアに導入する際、患者・利用者がどのような状態のときに、どのようなアロマセラピーを行ったらよいのかについて考えてみます。以下に、3つの例を示し、導入する手順を紹介します（図3-1）。

case 1　片麻痺があり杖歩行をしている人への下肢アロマトリートメント

❖ 事例紹介

　Cさん、60歳、男性。脳梗塞の後遺症による右片麻痺があるが、杖を使用して、何とか自力で歩行している。時折「左の足が疲れて硬くなってしまう」と訴えている。

❖ アロマセラピー導入の手順

1. アセスメント

　Cさんには、脳梗塞の後遺症で右片麻痺があります。自力歩行はできますが、杖を使用して、「転倒しないように」と緊張して歩行していることで、左ふくらはぎが硬くなるとの訴えから、左下肢の筋肉疲労と筋緊張が考えられます。転倒しないように杖をついての歩行は、身体のみならず精神的にも気を使いながら歩いている状況です。

2. 適切なアロマケアの選択

　Cさんは「左の足が疲れて硬くなってしまう」と訴えていることを考えると、左足のケアをしてほしいと思っていることが考えられます。ここで看護師・介護職に考えてほしいのは、患者・利用者が希望していることをするためには、どのアロマセラピーを用いたケ

1. アセスメント
疾患から引き起こされている客観的情報と患者の主訴や自覚症状などの主観的情報を併せて、患者・利用者の状態をアセスメントする

↓

2. 適切なアロマケアの選択
患者・利用者の希望を確認したうえで、症状から「芳香浴」か「アロマトリートメント」を選択する

↓

3. アロマセラピーの実施
日常ケアとして取り組む

↓

4. 記録
長期目標・短期目標を立て、施術部位、施術時間、ブレンド内容、患者・利用者の施術前後の状態や反応などを記録し、看護師・介護職間で情報を共有する

図 3-1　アロマセラピーを日常ケアに導入する手順

アをするのがよいのか、ということです。患者・利用者がしてほしいことを看護師・介護職がしてさしあげると、患者・利用者の喜びは大きいものです。Cさんは、「自分のことを気遣ってくれている、大事にしてくれている」と思うでしょう。

次に、Cさんに適したアロマケアはどのようなものがあるかを考えます。Cさんの場合は下肢の緊張を緩めることが必要ですから、芳香浴を選択するよりも、下肢のアロマトリートメントを選択するほうが効果を期待できます。

3. アロマセラピーの実施

両下肢のアロマトリートメントを行います。施術時間は、Cさんにどのくらいの時間を費やすことができるかを考慮して決めます。5分でも10分でもよいのです。長く施術をすることが必要なときもありますが、ケアの1つとして施術をしていくことを考えると、施術の時間の長さではないのです。Cさんの足の緊張を緩めるためには、「アロマトリートメントをすることで、歩行が安定してほしい」と看護師・介護職が思う気持ちが重要です。

4. 記録

長期目標や短期目標を立て、施術部位、ブレンドオイルの内容、施術時間、患者・利用者の施術前後の状態や反応などをカルテに記録します。カルテに記録することで、看護師・介護職間で情報を共有することができます。

施術を行う際は、施術者間の手技の統一も必要です。継続的な施術を記録していくこと

は、看護・介護の研究につながり、職場内外の研究発表会に発展していき、メディカルアロマセラピーの普及活動になっていきます。

さらに、Cさんのケアを担当する人全員が、Cさんのアロマトリートメントに取り組むことができればよいでしょう。その理由としては、Cさんを担当する人がカルテを共有していることで、アロマトリートメントを行ったことによる変化が記録上からも共有できることと、効果の有無を担当者全員が把握でき、今後のケアの方法につなげていくことができるからです。

case 2　夜間頻尿がみられる認知症高齢者への芳香浴

❖事例紹介

Dさん、80歳、女性。グループホームに入所中。アルツハイマー型認知症、要介護4（重度の介護を必要とする状態）。

ADLは自力歩行不可で、車イスを使用し、移乗は介助を要す。夜間、目が覚めるとポータブルトイレを要介助で5～8回使用する。日中のトイレ回数より夜間のトイレ介助が多く、夜間の熟睡時間が短い。

Dさんは、「夜はぐっすり寝たいが、夜に目が覚めると、尿意があまりなくても漏らすといけないと思い、ポータブルトイレを使用している」と話している。

❖アロマセラピー導入の手順

1. アセスメント

まずDさんの夜間頻尿の原因として、病的な問題があるかどうかを確認します。Dさんのケースは病的な問題はなく、「お漏らしをするのが心配」という気持ちから、目が覚めるとトイレへ行くという状況でした。そこで、お漏らしをしても大丈夫なように、パンツ内に尿取りパッドを当てて対応しました。

しかし、Dさんの尊厳を考えると、尿取りパッドに頼りすぎないようにすることが必要でした。そこで、夜間、熟睡する時間を延長するにはどうしたらよいかを検討し、鎮静効果の高い精油による芳香浴を行うことにしました。

2. 適切なアロマケアの選択

夜間に介護職員が少なくなる現状を考え、あまり手がかからない芳香浴の方法を検討しました。寝る前の15分間とベッドに臥床後20分間程度、アロマライトを用いた室内芳香を行うことにしました。

3. アロマセラピーの実施

精油の選択は、鎮静作用が高くDさんが好む真正ラベンダーを選択し、Dさんの同意

を得ました。Dさんは芳香浴が開始されることを楽しみにしていました。

4. 記録

　就寝前の芳香浴を開始してから、夜間担当の介護職員が記録したデータを確認すると、夜間頻尿の回数は3～4回程度に減少するようになりました。Dさんは精油の香りが好きであり、また介護職員の自分に対する気遣いがうれしかったようです。介護職員もよい香りに包まれて癒されたとのことでした。

　このように、日常のケアとして皆で取り組むときには、記録を残すことでアロマセラピーの効果の有無が明確に表れます。もし効果がなかったときには、再度アセスメントを行ったうえでプランを変更していくことが必要になります。

case 3　終末期患者への日常ケアとしてのアロマトリートメント

❖ 事例紹介

　Eさん、68歳、女性。S状結腸がん終末期。入院時のADLはほぼ自立していた。ラベンダーの香りが好きで、病室ではアロマライトによるラベンダーの芳香浴をしていた。

❖ アロマセラピー導入の手順

1. アセスメント

　Eさんは、徐々に腹部のがんが大きくなることで便秘症状が悪化し、下剤を数種類服用しなければならない状況でした。しかし、下剤を服用することで今度は下痢になり、下痢による苦しみがひどくなり、下剤を拒否するようになりました。

2. 適切なアロマケアの選択

　日常ケアとして、その日の担当看護師が腹部のアロマトリートメントを行うことを計画し、主治医の許可を得て、施術を開始しました。

3. アロマセラピーの実施

　精油は、Eさんの嗜好と便秘に有効なオイルを選択し、ブレンドしました。5分程度の腹部アロマトリートメントで排便はコントロールされ、便秘も下痢も解消されてスムーズに便が出るようになりました。

　その後、強い下剤は使用せず、弱い下剤の服用と腹部アロマトリートメントを併用することで便秘が解消され、Eさんから大変喜ばれました。

4. 記録

　排便コントロールができたことで、Eさん

にとって腹部アロマトリートメントは、毎日の欠かせないケアとなりました。

　毎回の変化などを記録することで、後で振り返りができ、看護研究にもつながります。

5. グリーフケア

　Eさんには「旅行に行きたい」との希望があり、歩行が何とかできる時期は、夫と妹と3人で何回も温泉旅行に行くことができました。腹部アロマトリートメントのやり方を夫に指導し、旅先でも行っていただきました。

　このことは、Eさんが亡くなった後の夫に対するグリーフケアにもつながりました。"タッチすること"で、夫婦の絆が深くなります。生前に「妻が喜ぶことをやってあげられた」ことは、何もやってあげられなかったのではなく「やってあげられてよかった」という達成感にもつながります。少しでも悲嘆の度合いを低くすることにもつながるのです。

　Eさんが旅行後に書いてくださった手紙を紹介します。

　「すてきな芳香の中で、マッサージを楽しませていただきました。おかげさまで道中すべて守られ、身体の調子も安定し、無事に帰ることができましたこと、心より感謝申し上げます。どうぞ引き続きよろしくお願い致します。」

6. 再度、適切なアロマケアの選択・実施

[足浴と下肢のアロマトリートメントの計画]

　Eさんは病状が悪化して、食欲がなくなり、下肢の倦怠感や脱力感が出てきました。そこで、腹部アロマトリートメントに加えて、足浴後の下肢アロマトリートメントを日常のケアに追加しました。

　身体状態が悪化したときの足浴は、ベッドサイドに座ることができない状況であれば、洗面器やバケツを用いない方法をベッド上で行うことができます。Eさんは、意識がなくなるまでアロマトリートメントを希望されていました。

[エンゼルケア]

　Eさんが亡くなられたとき、部屋の中は好きだったラベンダーによる室内芳香で包まれていました。死後、清拭時のお湯の中にラベンダー精油を数滴滴下し、身体を拭かせていただきました。この看護師の心配りは、家族から大変喜ばれました。

7. 記録

　行ったアロマケアや内容を、記録に残します。

*

「実際の看護・介護現場では、日常の業務に追われて、アロマケアを行う時間的余裕はない…」と言う人もいるかもしれません。しかし"患者・利用者の問題行動が少しでも軽減できる可能性があることに取り組む"という視点をもっていただきたいと思います。もし、少しでも症状が改善できることがあれば、それは看護・介護をする手間が減少することにつながる可能性があるからです。

確かに、新たな取組みを行うには勇気とエネルギーが必要ですが、1人でも多くの看護師・介護職に、取り組もうとする気持ちをもっていただきたいと思います。

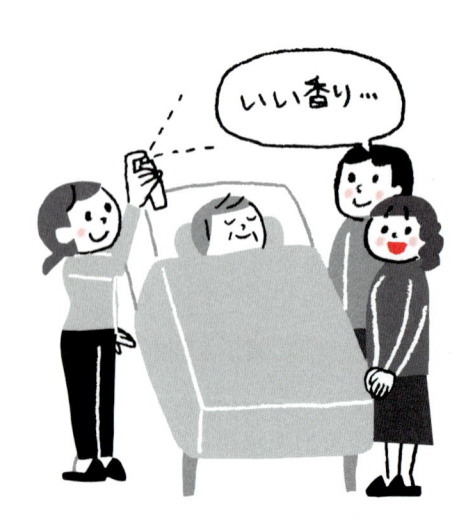

アロマセラピーの基礎知識

Part 3

Part 3

植物油（ベースオイル）

1

植物油（ベースオイル）についての基礎知識

　アロマセラピーで使用するオイルには、植物油と精油があります。植物油は、木の実や種子から抽出されるオイルで、トリートメント（マッサージ）をする際のベースとなる植物性油脂です。ベースオイル（vegetable-based oils）と呼ばれ、約20種類あります。また、精油を皮下に運ぶことを助けるための植物油としての役割があることから、別名キャリアオイル（carrier oils）ともいわれています。

　植物油は、精油とブレンドすることで、皮膚に刺激がないように潤滑油として働き、皮膚を保護する作用や保湿する作用を兼ね備えています。

　植物油を医療現場や介護現場で使用する際には、約20種類の中から何を基準として選択すべきなのか、悩むことも多いと思います。看護師・介護職は、オイルについての専門的な知識を、仕事をしながら学ぶ時間的余裕はないかもしれませんので、本書を少しでも参考にしていただければ幸いです。

植物油とベビーオイルの違い

　植物油は植物性油脂を使用することが基本です。病院や施設では、患者・利用者のケアをするときにベビーオイルを使用することがあります。筆者は時折、「ベビーオイルでマッサージしてもいいですか？」と看護師・介護職にたずねられることがあります。

　ベビーオイルの主成分は、石油を精製して

つくったミネラルオイル（鉱物油）のものが主流です。中には、ベビーオイルの中に天然由来の精油を配合しているものも販売されています。また、最近のアロマブームの影響もあるのか、鉱物油を使用していない、肌にやさしい100％天然由来のオーガニック成分配合のものも販売されています。

　一般に売られている多くのベビーオイルは、鉱物性油脂（石油製品）であるため、分子が大きく、浸透性に欠け、皮膚から吸収されません。そこで、皮膚の表面にバリアーの役目をして、尿や便などの排泄物、刺激物や汚れなどが皮膚から侵入するのを防ぎ、皮膚を清潔に保つことを目的として使用します。

　一方で、患者・利用者へのアロマトリートメントに使用する植物油は、皮膚を保護し栄養を与え、保湿させることが目的であり、鉱物性油脂でできたベビーオイルとは役割に違いがあります。よって、基本的には、植物性油脂をベースとした植物油（ベースオイル）の使用をお勧めします。

植物油の選択

　植物油は、それぞれの性質、色、粘り気、浸透性に差があります。その特性を理解したうえで、患者・利用者の皮膚の状態に照らし合わせて、どの植物油を使用するかを決めていきます。皮膚の状態が極度の乾燥状態や低栄養状態、あるいは炎症状態であれば、1種類の植物油だけではなく、2種類の植物油を混ぜて使用することもあります。

　以下の第1～3選択で紹介している植物油は、約20種類の中から、医療機関や福祉施設で一般的に使用しやすいオイルを選択しています（表1-1）。アロマセラピーをケアに導入しようと考えたとき、数多くの種類のオイルを選択して購入することを検討するのではなく、まずは最低限のオイルを購入すればよいのです。

　植物油については、施設の事情などで複数本を購入することが難しいようであれば、第1選択のスイートアーモンドオイルだけでも十分です。もう1本購入するゆとりがあれば、スイートアーモンドオイルにプラスして、第2選択の中から必要なオイルを選択するとよいでしょう。第3選択は、第1選択と第2選択にブレンドする植物油ですから、患者・利用者の状況に応じて、ブレンドして使用してみましょう。もし、第3選択のオイルの購入が難しいようであれば、購入しなくても構いません。

❖第1選択の植物油

　表1-1（p.56）に示した第1選択のスイート

アーモンドオイルは、一般的に医療機関において最も人気が高く、使用率が高いオイルです。その理由としては、リーズナブルな価格で購入しやすく、使用感についても粘性（べとつき）が強すぎず、さらっとしすぎていないことがあげられます。

はじめてアロマトリートメントを受ける患者・利用者からも、「ベタベタしすぎて嫌だ」と言われることはあまりありません。施術直後の皮膚のべとつき感は、30分も経過しないうちに皮膚から浸透していくため、「思ったよりベトベトしない」「すぐ浸透していく」と患者・利用者は感じます。高齢者の皮膚は乾燥してカサカサの状態であることが多く、皮膚に栄養を与えて保湿することが重要ですから、中等度の粘性で、べとつきすぎないオイルを使用します。

❖ 第2選択の植物油

第1選択の次に使用しやすいオイルですが、そのオイルがもつ特性から、患者・利用者に応じて選択していくことをお勧めします。ホホバオイル、グレープシードオイル、セサミオイルについては、**表1-1**に示すそれぞれの特徴を確認したうえで、第1選択のスイートアーモンドオイルのほかに、必要があり、かつ購入が可能であれば使用しましょう。

---

memo

液体ワックスのホホバオイル

ホホバオイルは性状からオイルといわれますが、実はオイル（油脂類）ではなく、ワックスエステル（蝋類）です。植物油（油脂類）は脂肪酸とグリセリンでできていますが、ワックスエステル（蝋類）のホホバオイルは、脂肪酸とアルコールでできています。アロマトリートメントのときは、ホホバオイルに精油をブレンドして使用します。また、ホホバオイルと他の植物油をブレンドして使用しても大丈夫です。

高価であることを考えると、ホホバオイルだけで使用するのではなく、患者・利用者の皮膚の状態を観察し、他の植物油とブレンドして使用すると、コスト面で安くなります。

❖ 第3選択の植物油

第3選択の植物油は、さらなる栄養価のあるものや炎症を抑える効能のあるものを、個々の患者・利用者の症状に応じて、混ぜて使用したいときに選択します。第3選択の植物油は、第1選択と第2選択の植物油に1割程度ブレンドして使用するオイルで、この植物油のみでの使用はオイルの特徴ゆえにお勧めしません。

搾油法

植物油の搾油法は3通りあります。植物油

表1-1　第1～3選択の植物油（ベースオイル）と特徴

	植物油	採油法	色	におい	オイル成分
第1選択	スイートアーモンドオイル *Prunus amygdalus*	種子から低温圧搾法で採油	淡黄色	ほのかな木の実のようなにおい	オレイン酸：70～80% リノール酸：7～17% 飽和脂肪酸：5～10%
第2選択	ホホバオイル（未精製） *Simmondsia chinensis* 別名：ゴールデンホホバオイル	種子から低温圧搾法で採油	黄金色（未精製）	ほとんどなし	植物性の液体ワックス；不飽和脂肪酸と脂肪アルコールのエステルから成り立っている
第2選択	グレープシードオイル *Vitis vinifera*	種子から低温圧搾法で採油	黄緑色	ほとんどなし	リノール酸：68～78% オレイン酸：12～20% 飽和脂肪酸：5～10% ビタミンE
第2選択	セサミオイル（ゴマ油） *Sesamum indicum*	種子から低温圧搾法で採油	淡黄色	ゴマのにおい	リノール酸：40～46% オレイン酸：38～40% 飽和脂肪酸：14～20%
第3選択	ウィートジャームオイル（小麦胚芽油） *Triticum vulgare*	胚芽から低温圧搾法で採油	オレンジ色	刺激的な小麦のにおい	リノール酸：50～60% オレイン酸：20～30% 飽和脂肪酸：10～18% ビタミンE
第3選択	イブニングプリムローズオイル（月見草油） *Oenothera biennis*	種子から低温圧搾法で採油	黄色～やや緑がかる	ナッツのにおい	リノール酸：70～75% γ-リノレン酸：10～15% オレイン酸：6～11% 飽和脂肪酸：8～10%

特徴
・オレイン酸を多く含み、浸透性があり皮膚になじみがよいが、ややべとつき感がある ・フェイス、ボディ、トリートメントのブレンドに適している ・滋養作用、抗炎症作用がある ・価格はリーズナブルであるため、マッサージオイルとして使用頻度が高い
・未精製のホホバオイルは、人の皮脂とよく似た化学構造で、非常になじみやすい性質をもち、皮膚への浸透性に優れ、伸びもよく、皮膚を柔軟にする。べとつき感が少なく、トリートメントに適している ・天然の液体ワックスなので低温で凝固しやすい性質があるが、手のひらで温めると元の液状に戻る ・ビタミンEが豊富である。酸化しにくいので、他のベースオイルと比べると長期保存が可能 ・皮膚を保護し、皮脂の分泌を調節する。乾燥肌、脂性肌、敏感肌、にきび、湿疹、アレルギーに効果があり、保湿力も優れている。紫外線から皮膚を守る作用があり、オイルではないのでオイル焼けしない ・価格が高価であることが最大の難点である ・精製されているホホバオイルは、無色透明でさらっとして、伸びもよくべとつかないが、栄養素がないため、栄養が必要な高齢者のトリートメントにはあまり適さない
・粘性が低く、さらっとした感触でべとつきが少なく、滑りもよく皮膚に浸透し、トリートメントに適している ・皮膚への刺激、アレルギー性が少なく、敏感肌、脂性肌に適している ・価格はリーズナブル ・難点として、衣類が黄色く変色しやすい。乾燥肌の人にはさらっとしてもの足りなさがある
・少しべとつき感がある ・皮膚の弾力性を高める ・心身に力を与え、神経が過敏になったときに鎮静し、強壮する
・特にビタミンE含有量が高い。皮膚の老化防止によい ・難点として、衣類が黄色く変色しやすい。においも強烈であるため、他のベースオイル9割に対し、ウィートジャームオイルを1割混ぜて使用するとよい
・皮膚細胞に不可欠なγ-リノレン酸を含み、皮脂の分泌を調整したり、また女性ホルモンの分泌も調整する ・抗炎症作用があり、創傷や関節炎に効果がある ・価格は高価である。他のベースオイル9割に対し、イブニングプリムローズオイルを1割混ぜて使用するとよい

は、肌に滋養を与える目的もあるため、低温圧搾法で搾油したオイルをお勧めします。

❖ 低温圧搾法（コールドプレス法）

　原料となる種子や実に、熱を加えずに圧力をかけて押し潰して搾る、またはすり潰してから圧力をかけて搾る方法です。ゆっくり時間をかけて圧力を加え、油に加えられる温度は最高でも60℃を超えないように管理します。

　この方法によってできるオイルは、実や種子の栄養素やビタミンなどを壊さず搾ることができるため、植物本来の性質、成分がそのまま絞り出され、栄養価が高くなります。しかし、生産量が限られていることで高コストとなります。

❖ 高温圧搾法

　大量生産に使われる方法です。原料となる種子や実に物理的に圧力をかけて油を搾り取るプロセスは低温圧搾法と似ていますが、オイルの採油効率を高めるために、摩擦熱が200℃の高温に達し、重要なビタミンや必須脂肪酸が破壊され、植物の栄養成分がかなり失われます。

❖ 溶剤抽出法

　比較的油分の少ない原料に用いる方法で、溶剤（ヘキサンなど）を使って油を抽出します。抽出に使った溶剤は、蒸留によって取り除きます。

Part 3

精油（エッセンシャルオイル） 2

精油（エッセンシャルオイル）とは

　精油は、別名エッセンシャルオイル（essential oils）とも呼ばれ、250～300種類あるといわれています。精油は芳香性植物の葉、樹木、種子、果皮、樹脂などから抽出された揮発性油のことで、脂溶性で水には溶けません。抽出方法としては、大半の精油では経済的で単純な工程の水蒸気蒸留法が用いられます。柑橘類は機械で圧搾する圧搾法が用いられ、熱に弱く、蒸留するには不都合なローズやジャスミンなどは、揮発性溶剤抽出法が用いられます。

　日本では約120～140種類の精油が販売されており、「どのような場合に、どの精油を使用してよいか、種類が多すぎてわからない」という言葉をよく耳にします。実際に看護・介護現場では、数十種類の精油を使い分ける余裕はないのが現状ですし、精油1本が数千円として、10本程度購入すると数万円になってしまい、購入することも難しくなります。精油も植物油（ベースオイル）と同様に、数多くのものを使いこなすのではなく、その場の室内環境と人的環境を考慮して選択すべきです。

精油の選択

✿ 精油の選び方

　表2-1に示す第1～3選択の精油は、筆者が長年患者・利用者への施術をする際に選んできたものの一部です。症状に対応した精油はまだ多くありますが、ここでは親しみやすく、なじみやすく、慣れやすく、比較的リー

表 2-1　第 1～3 選択の精油と主要成分

	精油	第 1 主要成分		第 2 主要成分	
第1選択	オレンジ・スイート	リモネン	94.8%	n-オクタナール	2%
	真正ラベンダー	酢酸リナリル	32.9%	リナロール	31.2%
	ローズウッド	d-リナロール	83.6%	α-テルピネオール	3.6%
	ヒノキ（国産）	カジネン	33%	α-ピネン	13.5%
第2選択	レモン	リモネン	66.2%	α-ピネン	11.9%
	ローズマリー・カンファー	α-ピネン	22.9%	1,8 シネオール	19%
	ユーカリ・ラジアータ	1,8 シネオール	74.2%	α-テルピネオール	9.3%
	ペパーミント	メントール	33.2%	メントン	27.3%
	サイプレス	α-ピネン	58%	δ-3-カレン	10.3%
	ティートリー	テルピネン-4-オール	37.8%	γ-テルピネン	20.5%
	ゼラニウム	シトロネロール	26.6%	ゲラニオール	16%
第3選択	マジョラム・スイート	テルピネン-4-オール	22.8%	γ-テルピネン	15.6%
	フランキンセンス	α-ピネン	41.9%	リモネン	18.1%
	カモミール・ローマン	アンゼリカ酸イソプチル	35%	アンゼリカ酸イソアミル	17%

［精油］柑橘系　樹木系　フローラル系　ハーブ系　樹脂系

ズナブルな価格のものを選択しました。効能が優れていても、香りが個性的すぎるものや、多くの患者・利用者が嫌がる香りは選んでいません。また、お泊まり施設や日帰り施設は、在宅の場のような個人空間ではなく集団空間ですから、特に個性的すぎる香りは避ける必要性があります。

　精油の第 1 選択は、なじみやすく、患者・利用者に好まれやすい香りです。第 2 選択は、オイルがもつ薬理作用と患者・利用者の症状を考慮して選択します。

　筆者は、看護師・介護職から、「痛みのときに使用するとよいオイルは何ですか？」「便秘のときは？」「むくみのときは？」とよくたずねられます。精油は、「この症状には、これしかない」という薬のような明確なものではありません。人間の嗜好が千差万別であると同様に、香りの選択も千差万別であるといえます。ただし、各々の精油がもつ特性がありますから、「この症状にはこの精油を加

えるとよい」ということはいえます。

　第1～3選択のほかにも数多くの精油を使用することは可能ですが、あまりに多種類の精油を示すことで、どの精油を選択し、購入すべきかがわからなくなる可能性があります。ここでは、看護師・介護職が看護・介護ケアの中で導入しやすいように、あえて多くの種類の精油についての説明をしていません。

　多くの精油を購入して使用することが、よい効果を生むのではありません。「この患者・利用者は、いまこのような状態なので、どのアロマケアが必要なのかな？」「このケアをするために、この香りはどうかな？」「この精油の効能は必要だけど、患者・利用者は嫌な香りではないかな？」「この香りとこの香りをブレンドしたらどうかな？」などと、看護師・介護職が患者・利用者の状況に思いをめぐらせて思考していくプロセスが重要なのです。看護師・介護職が患者・利用者のことを気にして思いやる気持ちがなければ、精油の選択をする行動には至りません。

❖ 精油の主要成分と作用

　表 2-1 は、第1～3選択のお勧めの精油を示しています。**表 2-1** の見かたとして、例えばオレンジ・スイートは、最も多い第1主要成分がリモネンで、第2主要成分が n - オクタナールということがわかります。ここで、「これらの主要成分が示す特有の作用は何だろうか」と疑問に思うかもしれません。そこで、主要成分が示す作用を**表 2-2** で確認します。すると、オレンジ・スイートの主要成分のうち、最も多く94.8％を占めるリモネンには血流増加作用、鎮静作用などがあり、次に多い n - オクタナールには抗菌作用があることが理解できます。

　また、オレンジ・スイートのリモネンには、特有の作用として肝臓強壮作用、腎機能促進作用、蠕動運動促進作用などがありますが、リモネンはモノテルペン炭化水素類に属し、その薬理特性として、免疫向上作用、抗炎症作用、うっ滞除去作用、抗ウイルス作用、抗菌作用、抗肥満作用などもあり、これらを加味して選択することができることがわかります。

❖ 第1選択の精油

　誰からも好まれやすく、なじみのある香りで、患者・利用者から「よい香り」と言われるものです。これらの精油は、お泊まり施設、日帰り施設、在宅のすべてにおいて使用しやすい香りで、患者・利用者や看護師・介護職からも嫌がられることが最も少ないです。

表 2-2　精油の主要成分（芳香成分）の作用

分類 / 薬理特性	芳香成分	成分を含む精油
モノテルペン炭化水素類： 免疫向上作用、抗炎症作用、うっ滞除去作用、血流増加作用、抗ウイルス作用、抗菌作用、抗肥満作用	α-ピネン、β-ピネン	サイプレス、ローズマリー、フランキンセンス、ヒノキ、レモン
	δ-3-カレン	サイプレス、ローズマリー、フランキンセンス、ヒノキ、レモン
	γ-テルピネン	マジョラム・スイート、ティートリー
	リモネン	オレンジ・スイート、レモン、フランキンセンス
セスキテルペン炭化水素類： 鎮静作用、抗炎症作用	カジネン	ヒノキ
モノテルペンアルコール類： 抗菌作用、抗ウイルス作用、抗真菌作用、免疫向上作用、駆虫作用、神経強壮作用、鎮痛作用、鎮静作用、抗ヒスタミン作用、自律神経調整作用	リナロール	真正ラベンダー
	d-リナロール	ローズウッド
	α-テルピネオール	ローズウッド、ユーカリ・ラジアータ
	シトロネロール	ゼラニウム
	ゲラニオール	ゼラニウム
	テルピネン-4-オール	ティートリー、マジョラム・スイート
	メントール	ペパーミント
脂肪族アルデヒド類： 抗菌作用	n-オクタナール	オレンジ・スイート、レモン、フランキンセンス
オキサイド類： 去痰作用、抗ウイルス作用、抗カタル作用（鼻や咽喉などの粘膜の炎症を抑制する作用）、免疫向上作用、抗菌作用、駆虫作用	1,8 シネオール	ユーカリ・ラジアータ、ローズマリー
エステル類： 鎮けいれん作用、神経バランス回復作用、鎮静作用、鎮痛作用、抗炎症作用、血圧降下作用	酢酸リナリル	真正ラベンダー
	アンゼリカ酸イソブチル、アンゼリカ酸イソアミル	カモミール・ローマン
ケトン類： 胆汁分泌促進作用、粘液溶解作用	メントン	ペパーミント

成分特有の作用
抗菌作用、免疫向上作用
鎮咳作用
静脈強壮作用、抗菌作用
血流増加作用、肝臓強壮作用、腎機能促進作用、蠕動運動促進作用、鎮静作用
抗菌作用、駆虫作用、防ダニ作用、防かび作用
鎮静作用、抗不安作用、血圧降下作用、抗菌作用、抗真菌作用、抗ウイルス作用
神経強壮作用、疲労回復作用、鎮静作用、抗不安作用、抗菌作用、抗真菌作用、抗ウイルス作用
神経強壮作用、催眠作用、抗菌作用、抗炎症作用、収斂作用
昆虫忌避作用、血圧降下作用、鎮静作用、筋肉弛緩作用
鎮痛作用、抗菌作用、抗ウイルス作用、収斂作用、皮膚弾力回復作用、抗真菌作用、興奮作用
抗菌作用、抗真菌作用、抗ウイルス作用、抗炎症作用、鎮痛作用、副交感神経強壮作用
冷却作用、鎮痛作用、肝臓強壮作用、血管収斂作用、筋肉弛緩作用
抗菌作用
抗炎症作用、去痰作用、抗菌作用、抗ウイルス作用、免疫向上作用
鎮けいれん作用、鎮静作用、抗菌作用、抗炎症作用、血圧降下作用、神経バランス回復作用
鎮静作用、鎮けいれん作用、鎮痒作用、抗炎症作用
胆汁分泌促進作用

❋ オレンジ・スイート

　精油の中で最も人気が高く、ミカン好きな日本人にはなじみがある香りで、老若男女に関係なく好まれます。成分のほとんどがリモネンであり、手足のアロマトリートメントや足浴・手浴に使用することで血流が増加し、皮膚温が上昇する効果があります。また、芳香（消臭）スプレーをつくる際に使用すると、空気清浄芳香剤として室内によい香りが漂います。

　蠕動運動促進作用があるので、便秘にも効果が期待できます。そのため、腹部のアロマトリートメントに、オレンジを使用したブレンドオイルを使用するとよいでしょう。

❋ 真正ラベンダー

　真正ラベンダーは女性に好まれやすい香りです。一般にラベンダーといわれており、鎮静作用と鎮痛作用のあるエステル類と鎮静作用のあるリナロールを主成分とするので、精神的・身体的なリラックス効果があり、ストレス、不眠症、神経過敏症などに効果が期待できます。

　ラベンダーはケモタイプ精油（p.65 memo参照）であり、ほかにラベンダー・スーパー（別名：ラバンジン）、ラベンダー・ストエカス（別名：フレンチラベンダー）、ラベンダー・スピカ（別名：スパイクラベンダー）などがありますが、それぞれ効能が違います。ケモタイプ精油を使用するときは、成分を確認したうえで購入し、使用します。

🔥 ローズウッド

　クスノキ科の樹木の精油で、木部を蒸留して採油します。名前のとおり、ローズ（バラ科）の精油と勘違いするほどローズに似た甘い芳香を放ち、女性に好まれやすい香りです。

　抗菌作用、抗ウイルス作用のあるモノテルペンアルコール類を主成分としており、さらに d-リナロールの鎮静作用と抗不安作用があることで、炎症、感染症、神経疲労に効果が高い精油です。

🔥 ヒノキ（国産）

　抗菌効果のあるヒノキチオールの成分で知られていますが、国産ヒノキに含まれる量は少ないです。しかし、他の抗菌作用をもつ成分が多く含まれており、森林の香りのやすらぎ効果もあります。

　ヒノキは古くから日本の建築に使われ、温泉のヒノキ風呂も親しみがあり、どちらかといえば女性より男性に好まれる香りです。男性の高齢者は、昔を思い出す香りでもあるようです。

memo

ケモタイプ精油

　植物学上・分類学上の種の名前や植物の外観は、その植物がどの場所で育っても同じです。しかし、周囲の環境が違った状態（標高差、気温、日照、土壌、栽培方法、害虫など）で育つと、植物の化学成分は著しく異なります。このように、同じ種の名前であっても成分の特徴の違いをもつ精油をケモタイプ精油といいます。ケモタイプ精油には、ラベンダー、ユーカリ、ローズマリー、タイムなどがあります。

　一例として、ラベンダー精油のうち、真正ラベンダーとラベンダー・スピカの精油成分分析表を比較してみましょう（図）。**表 2-1** に示したように、真正ラベンダーの第 1 主要成分はエステル類の酢酸リナリル、第 2 主要成分はモノテルペンアルコール類のリナロールで、いずれも高い鎮静作用をもちます。一方、ラベンダー・スピカの第 1 主要成分はモノテルペンアルコール類のリナロールで鎮静作用、第 2 主要成分はオキサイド類の 1,8 シネオールで抗炎症作用、抗菌作用をもちます。同じラベンダーですが、成分が異なることで薬理作用も異なり、香りも違います。

　このような精油がケモタイプ精油です。ですから、患者・利用者が真正ラベンダーの香りもラベンダー・スピカの香りもともに好きである場合には、症状に応じた作用のある精油を選択します。鎮静作用を求める場合には真正ラベンダーを、抗菌作用をも求める場合にはラベンダー・スピカを選択します。

真正ラベンダー（Roseir Davenne 社のものを改変）

Laboratoire Rosier Davenne
Certificate of Analysis
Analysed essential oil : Lavender (fine)
Analysis date : December, 3rd 2013
Batch : 336RA302　　Shelf life : June 2016
General description

Essential oil	Lavander (fine)	Origin	France
Latin name	*Lavandula angustifolia*		

Rapport d'analyse

Colonne apolaire

Pic#	Component Name	TR [min]	Area [%]
1		6.93	0.14
2		7.41	0.15
3	thujene <alpha>	9.83	0.06
4	pinene <alpha>	10.10	0.15
	— 略 —		
13	limonene+cineole<1.8>+phelland	13.83	1.45
14	ocimene <(Z)-beta>	14.25	3.88
15	ocimene <(E)-beta>	14.73	3.56
	— 略 —		
21	sabinene hydrate <trans>	16.66	0.05
22	linalool	16.87	31.19
23	octenyl acetate <3>	17.33	0.86
	— 略 —		
38	geraniol	23.65	0.45
39	linalool acetate	23.89	32.87
	— 略 —		
			100

ラベンダー・スピカ（Le Comptoir Aroma 社のものを改変）

Huile Essentielle 100% pure et naturelle
LAVANDE ASPIC Espagne BIO / Organic NOP
Lot no B520N010

BULLETIN D'ANALYSE
Date d'analyse : 06-2013
Création le : 26/04/11
Révision le : 23/04/12
Version No : 01.00

Nom botanique :	*Lavandula latifolia (L.F.) Medikus*
Nom INCI :	LAVANDULA LATIFOLIA HERB OIL (perfumery name)

Interprétation du profil chromatographique

Composants	Résultats (%)	Spécifications Internes (%)
α pinene	1,70	
camphene	0,74	
β pinene	1,94	
sabinene	0,55	
myrcene	0,52	
α terpinene	0,07	
limonene	1,16	
β phellandrene+ cineol-1,8	22,22	*22 à 32*
cis β ocimene	0,31	
γ terpinene	0,15	
— 略 —		
cis linalol oxyde	0,21	
camphre	13,63	*8 à 20*
linalol	46,19	*30 à 46*
linalyl acetate	0,07	
— 略 —		

2 精油（エッセンシャルオイル）

065

❖ 第2選択の精油

第1選択とは違い、症状をやわらげる作用を求めた精油であるために、誰もがなじんでいる香りではないものがありますが、比較的患者・利用者に受け入れてもらいやすい精油を選択しました。

芳香浴やアロマトリートメントの際は、1種類の単品使用ではなく、2～3種類をブレンドして使用することで、香りが変化します。ブレンドして、「ちょっとこの香りどうかな？」と、よい香りであるかどうか判断できないときは、ブレンドした精油の中からよい香りと感じる精油を1滴追加してください。香りが大きく変化し、よい香りになります。「たった1滴の追加の滴下で、まったく香りが変わるの？」と疑問をもつかもしれませんが、試してみてください。自分では「このブレンド、失敗だった」と感じても、オイルを破棄しないでください。

● レモン

柑橘系精油としてオレンジの次に好まれる香りで、成分の90％以上がモノテルペン炭化水素類です。レモンの成分には柑橘系精油に含まれるフロクマリン類があるので、光毒性（光毒性と光感作作用の違いについてはp.67 memo 参照）には注意を要します。

日光の紫外線に反応しやすいため、例えば上肢のアロマトリートメント後に、直接上肢に紫外線があたることで光毒性が起こりやすくなるので、レモンが入ったブレンドオイルでの施術後は、紫外線を避ける必要があります。衣服で紫外線があたらないようにする、または紫外線が降り注がない雨の日や夜の施術時に使用する、などを配慮します。

● ローズマリー・カンファー

ローズマリーはケモタイプ精油で、代表的なものとしてローズマリー・カンファー、ローズマリー・シネオール、ローズマリー・ベルベノンなどがあります。ローズマリー・カンファーは、カンファーという成分が他のローズマリーより多く含まれているので、ローズマリー・カンファーと称されます。ローズマリー・シネオールは、シネオールという成分が他のローズマリーより多く含まれています。

ローズマリーの成分であるケトン類のカンファーには筋肉弛緩作用があり、モノテルペン炭化水素類は抗炎症作用、うっ滞除去作用があるので、筋肉痛や肩こりに効果が期待できます。

近年、テレビで認知症予防のためのアロマセラピーが取り上げられ、鳥取大学医学部の浦上克哉教授らが開発した、昼用オイルの「ローズマリー＆レモン」、夜用オイルの「ラ

memo

「光毒性」と「光感作作用」

「光毒性」と「光感作作用」を同じように扱っているアロマセラピー関連書籍がありますが、実は違いがあります。

● **光毒性**

フロクマリン類（柑橘系精油に含まれる）の入った精油のブレンドオイルを皮膚に塗布した後に日光にあたることで、皮膚が紫外線を吸収してしばらくの間蓄えた後、オイルを塗布した部分の皮膚に紅斑、色素沈着、反応が強ければ、水疱を引き起こすことがあります。ブレンドオイルをつくるときにフロクマリン類を含む柑橘系精油を使用する場合は、施術後に施術部位が日光にあたらないようにします。

光毒性を発揮する精油としては、一般的に知られているベルガモット、レモン、グレープフルーツなどがあります。特にベルガモットは、柑橘系精油の中で最も光毒性が現れる濃度が低く、0.4％濃度（植物油5mLに精油1滴が1％濃度ですから、ベルガモット精油を1滴入れるのに植物油は12.5mL必要になります）で現れるといわれているので、注意を要します。

オレンジ精油の光毒性の有無については、なしとする説が多いです。レモンの許容使用範囲は2％の濃度で、グレープフルーツは4％の濃度といわれています。

● **光感作作用**

免疫システムに基づいたアレルギーとして生じる光アレルギーです。ブレンドオイルを塗布した後に日光にあたることで、アレルギー症状を起こします。この場合は、塗布した部分だけでなく、全身に反応が出ることも考えられます。

ベンダー＆オレンジ」の精油が爆発的に売れて、精油会社の在庫が品切れになるほどでした。浦上教授らの研究で使用されたローズマリーは、ローズマリー・カンファーです。ローズマリー・カンファーとレモンは集中力を高め、記憶力を強化する作用がある、と浦上教授は伝えています。逆に「ラベンダー＆オレンジ」は、芳香成分からみると鎮静作用が強い精油の特性から、夜用であることがうかがえます。

ユーカリ・ラジアータ

成分のほとんどがオキサイド類の1,8シネオール（74.2％）であるため、呼吸器系に働きかけ、抗菌・抗ウイルス作用、去痰作用がある精油です。かぜや咳のときには、トリートメントをしたり、芳香スプレーをつくり空気を浄化させるとよいです。

ペパーミント

メントールのすっきりした香りは、好きな

患者・利用者も多く、人気のある精油です。ただし、ケトン類のメントンを含んでいるため、乳幼児、妊産婦やてんかん患者には注意が必要です。粘膜を刺激することもあるので、アロマトリートメントのときには、皮膚疾患がある患者・利用者への使用は避けたほうがよいでしょう。

❋ サイプレス

ヒノキ科の精油であることから森林浴調の香りですが、やや個性的な香りで、「薬くさい」と言われることもあります。サイプレスだけの単品使用よりも、他の精油とブレンドするとよいでしょう。モノテルペン炭化水素類を約80％含んでいる特徴として、静脈やリンパのうっ滞除去が必要なむくみのある患者・利用者に使用するとよい精油です。

しかし、弱い女性ホルモン様活性が報告されていることで、ホルモン由来のがん患者への使用は注意を要し、避けたほうがよいという研究者もいます。δ-3-カレンの鎮咳作用から、咳止めにも使用できます。

❋ ティートリー

アロマセラピーにおいて、抗菌作用・抗真菌作用・抗ウイルス作用などを最も多く含んでいる精油として有名で、その抗菌力や抗ウイルス力の研究が盛んに行われています。特に足白癬（水虫）に効果が期待できますが、香りが個性的であるために、好まれる香りとしての評価は低いです。単品使用ではなく、他の精油とブレンドしての使用をお勧めします。

❋ ゼラニウム

やや個性的な香りで、女性に好まれやすい精油です。この香りが苦手な場合は、レモン精油を滴下すると、ゼラニウムの香りがマイルドになるので試してください。神経・ホルモンのバランス調整用として、女性のアロマトリートメントにはよいオイルです。また、成分であるシトロネロールは抗菌・防虫活性が強く、野外での防虫剤として、芳香スプレーをつくり散布するのもよいでしょう。

✤ 第3選択の精油

患者・利用者の症状をやわらげる作用を考えた第2選択の精油と同じですが、違いは価格がやや高いことです。特にカモミール・ローマンは高価です。

このほかに、第3選択に入れたいけれども入れられない精油として、ローズがあります。ローズ精油は5mLで約26,000円とたいへん高価であるため、看護や介護ケアとしては使用が難しい精油です。精油1滴が0.05mLとして計算すると、たった1滴で260円にも

なります。

🌿 マジョラム・スイート

　香りは個性的で、比較的強いスパイシーさをもち、ややカルダモン調（樟脳(しょうのう)に似た芳香）です。初回に好きな香りとしてマジョラムを選択する患者・利用者は少ないです。しかし使用回数を積み重ねると、芳香に慣れてきます。

　さらに、芳香成分としてテルピネン−4−オールには副交感神経強壮作用とモノテルペンアルコール類の自律神経調整作用があるので、神経的要因による動悸、消化不良、ストレス、不安などの症状が改善していくことで、落ち着く香りとして認知されるようになり、マジョラムを好んで選択する傾向がみられます。価格がやや高いので、第3選択としました。

🌿 フランキンセンス（別名：乳香）

　Part 1-1で述べたように、フランキンセンス使用の歴史は古く、古代エジプトの時代から神聖な宗教上の儀式に使用され、高貴な香りとされています。樹木の樹脂を水蒸気蒸留して得られる精油で、森林の空気に含まれるピネンやリモネンなどのモノテルペン炭化水素類を多く含んでいることから、森林浴効果が期待でき、免疫を向上させます。この香りを嗅ぐときに患者・利用者に深呼吸を促すと、「よい香り」と言われることが多いです。価格がやや高いので第3選択ですが、第2選択にしたい精油です。

🌼 カモミール・ローマン

　エステル類が多く含まれていることで、特に精神的な鎮静を必要とする神経興奮気味なときにアロマトリートメントをするとよいです。さらに、皮膚のかゆみを抑える鎮痒作用と抗炎症作用があるので、高齢者の皮膚瘙痒症に、保湿力の高い植物油を使用してブレンドオイルをつくり、塗布やアロマトリートメントをすると効果的です。

Part 3

精油の
ブレンドと保管

精油のブレンド方法

　精油をブレンドするには、まずブレンドオイルのつくり方（**図3-1**）を学び、精油を選択してブレンドしていきます。濃度別の精油滴数量を**表3-1**に示します。精油の1滴は、基本的に0.05mLと計算するので、精油20滴で1mLになります。精油びんのドロッパー（**図3-2**）によっては、1滴が0.06mLのものもあります。

ブレンドオイルの濃度と安全性

　ブレンドオイルの濃度は、健康な人と高齢者やがん患者など病気の人では違いがあります。特に重症な状態では、栄養状態の悪化により皮膚の乾燥がみられ、デリケートで敏感な状態ですから、精油の濃度には注意を要し

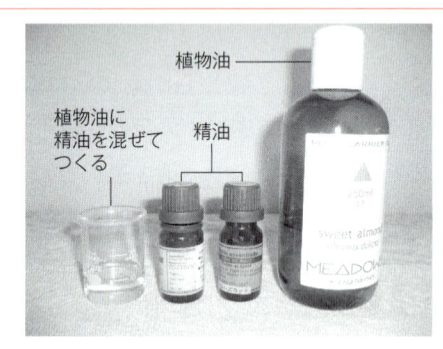

患者や疾患をもつ利用者用には1〜2%の濃度でブレンドオイルをつくる

［例］
5mLの植物油に1%濃度のブレンドオイルをつくる場合 → 精油1滴を入れる
スイートアーモンドオイル（植物油）10mL ＋ 精油4滴 → 2%のブレンドオイル約10mLができる

図3-1　ブレンドオイルのつくり方

表3-1 ブレンド濃度別の精油滴数量

植物油＼濃度	1%	2%
5mL	1滴	2滴
10mL	2滴	4滴
15mL	3滴	6滴
20mL	4滴	8滴
30mL	6滴	12滴
50mL	10滴	20滴
100mL	20滴	40滴

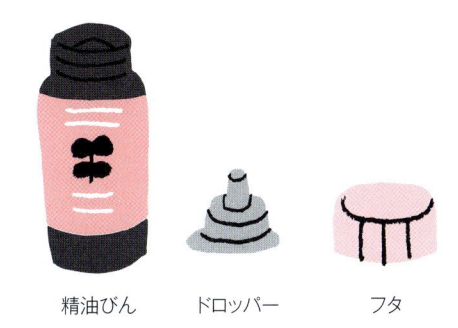

精油びん　ドロッパー　フタ

びんにドロッパーを取り付けて使用する
図3-2 精油びんのドロッパー

ます。このような患者・利用者に用いる際のブレンドオイルの濃度は、フェイシャルオイルは1％、ボディオイルは2％以内をお勧めします。

「植物油に精油を多く滴下すれば、効能が高くなるのではないか」と思う人もいるかもしれませんが、精油による接触性皮膚炎の可能性が高くなることにつながるため、逆効果です。注意してください。

❖ **精油成分分析表が添付された信頼あるブランドの精油を使用する**

患者・利用者に使用する精油は、独自の品質試験データ（精油成分分析表；p.65 memoの**図**参照）を有する精油会社から購入してください。精油成分分析表がないもの、あるいは安価な精油は、中にどのような成分が入っているのかが不確かであり、添加物や農薬などの不純物が混ざっている可能性があります。

❖ **未希釈の精油を直接皮膚に塗布しない**

基本的には、精油は直接皮膚に塗布しません。ただし、ちょっとした傷や天ぷら油が飛んで熱傷になりそうなときなどの応急処置として、患部にラベンダー精油を1滴塗布することは可能ですが、連用はお勧めしません。植物油かクリーム基材に精油を混ぜて使用してください。

❖ **精油の経口はしない**

メディカルアロマセラピーを導入している医師以外は、精油の経口指示は不可です。

ただし、味が嫌でなければ、感染予防目的で、コップ1杯にティートリー（抗菌作用、抗ウイルス作用を有する）を1〜2滴入れて、

3 精油のブレンドと保管

うがいに使用することも可能です。

ブレンドの際の精油の選択

　ブレンドする精油を選ぶ優先順位としては、①好きな香りの嗜好性、②症状に応じた薬理作用、③香りのバランスの調香、の3つの視点をもとに考えるとよいです。

　人はよい香りと感じる香りを嗅ぐことで癒されますし、リラックスすると感じる人も多いでしょう。最近では、アロマで空間をデザインすることが、特にホテルや商業施設などで広まってきています。100％天然の精油がもつ力は、天然由来成分ならではの、人の心に訴えかける働きがあります。つくられた香水の香りとは、まったく異なります。

　とはいえ、すべての精油の香りを、誰もが"よい香り"として受け入れているのではありません。そこには、"好きな香りの嗜好性"があります。いくらこの症状によい精油だからと考えてブレンドしても、そのブレンドの香りを患者・利用者が嫌いであれば、リラックスできません。医療従事者はとかく、精油のもつ薬理作用を中心に考えやすいのですが、患者・利用者の嗜好性が大事なのです。一例をあげてみます。

　60歳代の男性Fさんは、会社勤めとミカンづくりの兼業農家をしていました。Fさんはミカンの木の枝を細かくする機械を使用していたときに、その機械に左手を巻き込まれてしまい、肘上部の上腕で切断する手術を受けました。退院後、左上肢を失くしたことによる不自由さや、仕事に再復帰できるかどうかの心配など、身体的・精神的・社会的・霊的（スピリチュアル）苦痛、いわゆるトータルペイン（全人的苦痛）を抱えている状況でした。特に、突然左手の幻肢痛が現れる怖さと、切断部の冷えや義手を装着してもなかなか思うように動くことができない歯がゆさなどがあることを、筆者はFさんの妻から相談されました。

　Fさんの心身の緊張は計り知れない状況であり、まずは心身の緊張をやわらげること、そして切断部の冷えに対しては、血液循環を改善する必要性があることから、医師の許可を得て、Fさんに両上肢のアロマトリートメントを体験してもらい、さらに妻に上肢のマッサージの施術方法を指導する計画を立てました。Fさん自身が初回トリートメント時に選択した精油は、オレンジでした。その後、自宅で妻による上肢のマッサージが開始されました。

　当初Fさんは、妻に施術をしてほしいとは思っていなかったようですが、2か月が経過したときには、毎日入浴後に「マッサージをしてほしい」と言わんばかりに手を出して、妻のマッサージを待っているようになったそうです。Fさんは、妻によるアロマトリートメントの効果を感じていたからこそ、毎日の施術を要求するようになったのであり、さらに施術によ

り、夫婦の愛情や絆が深まったと考えられます。
　Fさんの精油のブレンドについて、興味深いことがあります。妻は当初、スイートアーモンドオイルに2％のオレンジをブレンドしたオイルでFさんの両上肢を施術していました。その後、オイルがなくなり、妻はアロマ用品専門店で、「手が冷える」と言う夫の状況を店員に説明したところ、店員からジンジャーが入ったブレンドオイルを勧められました。妻はジンジャーの香りが気に入らなかったのですが、「冷えによい効能があるから」と勧められ、購入することにしました。そのオイルでFさんの上肢のマッサージをすると、Fさんから「においが嫌だ！オレンジがいい」と言われたそうです。

　この事例から学ぶことは、症状緩和の視点から精油を選択することも重要ではあるけれども、まずは本人の嗜好である好きな香りを考慮する、ということです。嫌いな香りで施術を受けることは、"我慢"であって、リラックスにはつながりません。ブレンドオイルをつくるときは、患者・利用者の好きな香りの中に症状に働きかける精油を入れてブレンドすると、患者・利用者から嫌がられないブレンドになります。

　精油の組合せによっては、香りがよくないと感じる場合もありますが、そのようなときも患者・利用者の好きな精油を1〜2滴追加することで香りが変化し、好まれる香りになります。100％天然の精油1滴の力はすごいのです。もし、精油を追加することで濃度が濃くなりすぎた場合は、植物油を追加して濃度調整をしてください。オイルが余った場合は容器に入れて、その患者・利用者の次回のケアのときに使用すれば、むだになりません。

精油の保管

　100％天然の精油は、防腐剤や酸化防止剤が入っていないので、精油を長期間保管したり、開封後に不適切な環境で保存すると、芳香や特性が劣化して精油の品質が劣ってしまいます。精油の劣化を起こす三大要因には、①熱、②日光、③空気（酸素）があげられます。
　精油の劣化を予防するために、以下のことに注意してください。
①精油は直射日光のあたらない、涼しく温度変化の少ない場所に置きます。
②柑橘類とモノテルペン類を多く含む精油は、10℃くらいの冷蔵庫に保管します。
③精油が空気に触れたり、精油びんの上部に空間が多いとすぐに酸化するので、必要以上に大きいびんでの購入は避けましょう。また、キャップの締め方が緩いと、空気が進入して精油の酸化を早めることになりま

す。
④保存していた古い精油に、新しい精油を追加してはいけません。
⑤精油は密閉できる、清潔で色の濃いガラスの容器（遮光びん）に保存します。プラスチック容器に保管しないでください。柑橘系精油は、プラスチック容器を溶かすリモネンの成分を含んでいます。
⑥精油は、"芳香性""脂溶性""揮発性"と並んで、"可燃性"という火がついて燃える性質があります。精油は引火しやすいので、たばこ、マッチ、火、ロウソク、ガステーブルに近づけないように保管します。引火点とは、気化して空気と混ざり合わさったものが、点火源（裸火、火花など）に触れると燃焼する温度です。引火点の一番低い精油はフランキンセンス（乳香）で、32℃です。日本では夏季は気温が30℃を超える日が多くあり、「精油を家に放置しておくのは危険ではないか」と思う方がいるかもしれませんが、引火点と発火点とは異なるので、そのような心配はありません。発火点は"自然発火"という言葉があるように、火気がないところで放っておいた場合に発火する温度のことです。

やってみよう！アロマトリートメント

Part 4

Part 4-1 アロマトリートメントを行うときの基本的な心構え

アロマトリートメントとは

　アロマトリートメントは、精油と植物油を混和してブレンドオイルをつくり、クライアントにオイルマッサージをすることです。

　そして、メディカルアロマトリートメントはまだ定義としては明確ではありませんが、医療従事者がアロマトリートメントを行うことや、病気で症状がある患者・利用者にアロマトリートメントを行うことを指します。ここでは、何らかの症状がある患者・利用者に対して、症状をやわらげることを目的としたアロマトリートメントを"メディカルアロマトリートメント"とします。

✣ アロマトリートメントを行うときの心構え

　アロマトリートメントを行うときには、患者・利用者に対してルーティンの仕事として行うことを第一に考えないでください。あくまでも患者・利用者の症状、例えば痛み、浮腫、便秘、不眠などが「やわらいでほしい」という気持ちをもつことが重要なのです。なぜかというと、「やわらいでほしい」という気持ちが、施術する手から患者・利用者に伝わるからです。看護師・介護職がマッサージをするちょっとした手の動きを、患者・利用者は感じ取ります。看護師・介護職が忙しくて次の仕事のことを考えていると、施術する手のスピードが速くなったり、手技が粗雑になったりするのです。

　ですから、患者・利用者の症状がやわらいでほしいという気持ちと、それが伝わる施術

ができていることがポイントになります。患者・利用者への思いがあっても、次の仕事のやりくりを考えていると、施術がおろそかになり、忙しいことが患者・利用者に手を通して伝わり、「○○さんは自分のことを考えてくれず、次の仕事のことばかり考えていて、心がこもっていない」と瞬時に評価されてしまいます。アロマトリートメントをするときの"手"から、あなたの思いややさしさが伝わるのです。

　考えてみてください。あなたにつらい症状があるとして、心を込めて話を傾聴してくれる看護師・介護職か、単なる業務としてアロマトリートメントをルーティンでこなしている看護師・介護職かは、すぐにわかるでしょう。ケアする人のちょっとした態度や話しかけで、患者・利用者は心を開いたり、閉ざしたりします。一例を紹介します。

　筆者がナース（看護師）セラピストとして、病院の6人部屋で抗がん剤治療の点滴をしている男性の患者さんに下肢のアロマトリートメントをしたときのことです。カーテンでスクリーンをしていた病室に、X看護師が点滴の確認のためにスクリーンを開けて入ってきました。そのときX看護師がとった行動は、まず点滴の滴下の確認と針の刺入部の確認を無言で行い、患者さんに何も声をかけず、さっと顔を見て、カーテンを開けて退室するというものでした。退室後の患者さんの表情はやや硬く、不満げでした。

　その後、点滴の確認のために、今度はZ看護師が「○○さん」と声をかけて、カーテンを開けて入ってきました。その途端、「いい香り！○○さんいいな、私もしてほしい」と患者さんの顔を見て、声をかけたのです。患者さんはすぐ、「いいよ、俺の隣のここに寝て、マッサージしてもらえよ」と返事をしました。そのときの患者さんの表情はにこやかで、うれしそうでした。Z看護師が退室した後も、患者さんはにこやかな表情で、Z看護師のことを筆者に話していました。

　患者は、X看護師の仕事をしている態度と、Z看護師の患者を気遣いながら仕事をしている態度の違いから、看護師を評価しているのです。患者に対するちょっとした言葉かけや心配りの有無を感じ取るのです。ケアする側である看護師・介護職は、仕事をすると同時に、「私は、あなたのことを大切に思っていますよ。あなたは、1人ではないですよ」と思っていると、その気持ちが態度に現れます。患者・利用者は重症であればあるほど、看護師・介護職のちょっとした態度を、言葉には出さなくても感じ取っているのです。

✤ コミュニケーションとしての　メディカルアロマトリートメント

　アロマトリートメントは、非言語的コミュニケーションです。言葉を発しなくても、看護師・介護職のマッサージをする手を通して、患者に対する気持ちが伝わります。しかし、いくらやさしい心があっても、気持ちよさを与えるマッサージができなければ、よいコミュニケーションはとれません。それには、ちょっとしたコツがあります。このコツは実際に学ぶことが必要です。本やビデオだけの学びでは、まったく不十分です。

　看護師・介護職がアロマトリートメントを行う対象者は、若くて元気な健康人ではなく、疾患をもっている患者、あるいは何らかの症状を有している患者・利用者であることを忘れないでください。若くて元気な健康人に対する施術方法とは、大きな違いがあるからです。

　また、気配りも違うのです。例えば、痛み、浮腫、不眠、便秘、かゆみなどの症状がある患者・利用者への施術は、まずは疾患や症状についてのアセスメントをすることが基本です。特に、自分の思いを言葉として表現できない気管切開している患者や、脳卒中の後遺症で失語症や麻痺のある患者、認知症で、「痛い」と表現できても、なぜ痛いのか、その理由が説明できない高齢者への施術は注意を要します。

　単にアロマトリートメントをする行為にとどまらず、表情や身体の動きを観察しながら施術を行いましょう。例えば、患者・利用者の足指をマッサージしていたら、顔をしかめて痛そうな表情をしたとします。そのときに、なぜその人が痛い表情をしたのかをアセスメントして、痛みをやわらげる施術の仕方を考えます。基本的には、硬く緊張している部位は、強く動かされることで痛みを感じますから、無理して動かすことはしません。まずは緊張を緩めるエフルラージュ（軽擦法）の施術をしていくことから始めます。アロマトリートメントをすることで、さらなる痛みを与えるような施術はしません。その人の状態に合わせたオーダーメイドの施術が、メディカルアロマトリートメントなのです。ですから、エステティックアロマセラピーとは違うのです。

　例えば、あなたがかぜをひいて38℃の高熱と頭痛と嘔気で体調不良だとします。このような状況のときに、看護師がそばに来て、「元気！」と無造作に肩を強めに叩きました。その瞬間、あなたは、「いま調子が悪いのに、なぜ肩を叩くの？ 痛いわ。調子が悪い私のことわかっていないのね…」と思うかもしれません。一方、「○○さん、元気ない顔しているけど、大丈夫？」とあなたの肩にやさし

くそっと手を置いたら、どうでしょうか？あなたは、「看護師さんは私のことを気にしてくれている」と思うのではないでしょうか。

アロマトリートメントを行うためには、相手に対する気配りができる感性が必要なのです。患者・利用者に"心を込めていくこと、心をかけていくこと"が求められます。単なるさするだけの行為のトリートメントと、メディカルアロマトリートメントとでは、大きな違いがあるのです。

メディカルアロマトリートメントの際に心がけるポイント

✤ "その人らしい生き方のお手伝い"をするという姿勢をもつ

患者・利用者は自分なりの考えがあり、人生を「自分らしく」生きたいと思っています。たとえ自分と考え方が合わず、ずれがあったとしても、患者・利用者が大事にしてきたことやその人の生き方を、まずは認めて尊重しましょう。それは、「人間の尊厳を尊重すること」なのです。その人の話をきちんと傾聴する姿勢をもつことが、その人の生き方のお手伝いをさせていただくことにつながります。

自分の話を聴いて認めてくれない人には、誰も心を開きません。逆に、「この看護師・介護職に話してもむだだ」という怒りにつながるかもしれません。これでは信頼関係を築くことはできません。

✤ 患者の動きや言動から意味を読み取り、やさしく心を込めて行う

症状のある患者・利用者の動きや言動には、意味があります。例えば、がん患者が「痛み」を表現したときは、ありのままに受け止めてください。痛みは、トータルペイン（全人的苦痛）であり、"身体的""精神的""社会的""霊的（スピリチュアル）"な痛みがあります。患者の痛みは主観的であり、客観的にみえる痛みはごく一部です。「痛い」と訴えたときは、身体的な痛みだけではなく、上記の4種類の痛みが複合して痛みを形成していることが多く、痛みがなさそうにみえても痛みは存在します。決して、疑わないでください。患者の痛みはわかり得なくても、少しでも理解しようとする気持ちをもつこと、話を傾聴することから始めてください。そのうえで、やさしく心を込めたアロマトリートメントをしてください。

❖ 人生のラストステージにかかわることの意味を感じ、患者・利用者の自律を支え、明るさとユーモアを忘れない

　終末期がん患者や高齢者は、一期一会と思ってください。そして、明日はわが身の状況です。もし自分が同じ状況であれば、こうしてほしいかな？という気持ちをもち、施術をしてサポートすることです。たとえ終末期の状況下でも、信頼関係が構築されていると、患者・利用者と明るく話し、思いやりとユーモアのある会話ができるようになります。

　最期のときに患者・利用者からアロマトリートメントを希望されることは、信頼関係が築かれているからこそです。また、アロマトリートメントのよさを患者・利用者が体験しているからこそ、最期のときまで施術を希望するのです。ですから、希望されて施術を行うことができるということは、うれしいことなのです。最期の瞬間まで、主役は患者・利用者です。やさしい微笑みとユーモアと痛みを感じ取る感性をもって、患者・利用者の自律を支えましょう。

❖ 患者と同様に家族に対しても傾聴する姿勢をもち、心配や不安などの気持ちを理解し、家族ケアを行う

　お泊まり施設や在宅で、患者・利用者に施術をするときに家族がそばにいる場合は、家族もいっしょに同室していただくことをお勧めします。病院では、医師による医療行為や看護師による処置をする際に、家族に室外待機をお願いします。しかしアロマトリートメントは医療・看護などの処置ではありませんので、室外待機をお願いする必要はありません。かえって家族に施術をしている場面を見ていただくことは、エステティックアロマセラピーではないメディカルアロマトリートメントを知っていただくことにつながります。

　施術を見ていただくと、ほとんどの家族は、「素手でこんなにやさしく心地よい香りでマッサージしてくださり、ありがとうございます」と感謝し、親しみをもちます。アロマセラピーの芳香成分は、施術を受ける人や施術をする人だけではなく、同室で施術を見ている家族にも吸収されます。よい香りであれば、心地よさが広がるのです。

　家族は患者と同様に、病状や介護への不安や心配事などをいっぱい抱えています。家族は、施術者が話を聴いてもらえそうな相手だと判断すると、心を開いて心配や不安な気持ちを打ち明けてくださいます。そのときは、家族ケアのチャンスです。患者や家族が気持ちを表出しているときは、信頼関係が築かれていることの証拠でもあります。その機会を大事にしてください。家族に話したいことやたずねたいことがあるときは、施術をしてい

るときに何気なく聞いてみると、コミュニケーションがスムーズにいくことにつながります。

❖ 医療従事者と連携をとり、チームで患者や家族をサポートする

最近は、老老介護、独居高齢者、核家族化、重症度の高い患者・利用者の在宅介護の増大により、チームで患者や家族をサポートしていくことが重要で、不可欠な時代になっています。医師、看護師、介護支援専門員（ケアマネジャー）、介護職、医療ソーシャルワーカー、薬剤師、管理栄養士、理学療法士、作業療法士、介護保険事業所のスタッフ、アロマセラピストなどの種々の専門職が連携をとります。

患者・利用者にどのようなチームが編成されるかは、患者の状態に応じて、どの職種がチームリーダーになるかによります。そのチームリーダーが患者・利用者の意向を確認して、必要なチームが編成されるケースが増えてきました。それぞれ専門の独自性を発揮してサポートしていくことで、患者・利用者や家族に「みんなで支えていますよ、あなたは孤独ではないですよ」と安心感を与えていくことができます。

❖ 施術をして感じたマイナス情報は、なるべく言うことを避ける

施術をして感じたマイナス情報、例えば「○○が前回よりひどくなっていますね」などということを患者・利用者に直接伝えると、心配や不安をつのらせてしまいます。心身を緊張させてしまい、筋肉の緊張を引き起こすことにもなりかねません。できれば、ちょっとしたことでもプラスの情報を伝えてあげましょう。「○○さんの皮膚、絹肌できれいですね」とか、脳梗塞の後遺症で麻痺がある患者・利用者には、「少しずつゆっくりマッサージしていたら、指が動いてきましたよ！」といったことです。

病気の人は、ちょっとしたプラスのメッセージを聞くことで、うれしくなり、にこやかな表情になります。逆にマイナスの情報を聞くことで、心配な気持ちになり、いつまでも気にする傾向があります。病気がなければ気にならないことが、病気があることで悪いことに関連づけてしまい、心配を助長させてしまいます。アロマトリートメントをするときは、少しでもプラスの情報を伝えていくことで、心身の緊張がやわらぎます。

Part 4

アロマトリートメント時の注意点 2

アロマトリートメントの禁忌

　以下の状態の部位には、アロマトリートメントをしないようしてください。
- 皮膚の炎症、関節炎、静脈炎など炎症を起こしている部分
- 関節リウマチの熱感がある炎症部位
- がんの腫瘍部位や正体不明の腫瘤がある部位

＊皮膚に炎症がある場合は、オイル塗布も控えます。静脈瘤の部位は、炎症症状がなければオイル塗布はできますが、原則アロマトリートメントはしません。

＊発熱時は、アロマトリートメントは適しませんが、オイル塗布は可能です。

注意点

❖ 圧加減、力加減、スピードに注意

　高齢者、栄養状態が悪い人、終末期がん患者、リンパ浮腫や痛みなどの症状が強い人は、皮膚が弱く敏感になっていることがあります。アロマトリートメントの際は、圧加減、力加減、スピードは、患者・利用者の身体状況を考慮して、本人に確認をしながら施術します。症状が強いほど、"やさしく" "ゆっくり" "ソフトに" が基本です。

　患者・利用者が「強いのが好きだから、もっと強くマッサージしてほしい」と言っても、骨粗鬆症やがん患者の骨転移などの可能性を考慮して、強く圧をかけないことが重要です。患者・利用者は、強くマッサージをされることで効果があるように誤解していることがあ

ります。多くの場合、痛みや病気による心配やストレスから、身体が緊張状態で硬くなっています。そのようなときは、まずは緊張を緩めることから始めます。患者・利用者の希望どおりに強く働きかけてしまうと、リバウンドを起こしてしまい、本人は逆につらくなってしまうことがあるので要注意です。

❖ 治療中のがん患者の場合

1. 放射線治療を受けている場合

放射線治療を受けている部位は、オイル塗布もアロマトリートメントも行いません。放射線照射終了後の部位は、軽い熱傷状態でデリケートなため、オイル塗布をする場合でも医師の許可が必要です。

放射線照射中でも、医師の許可があれば、照射部位以外でのアロマトリートメントは可能です。例えば、肺がんで前胸部に放射線を照射している場合、背中側が緊張して張ってくることがあります。ただし、放射線治療中に施術を行う際は、皮膚の観察を注意深く行う必要があります。

2. 抗がん剤の点滴治療中の場合

医師の許可があれば、点滴治療中でもアロマトリートメントは可能です。治療中は心身が緊張しやすくなっているので、緊張緩和のためにも下肢の施術は有効です。

点滴治療後は、経過とともに抗がん剤の影響で手足にしびれが現れたり、深部の冷えを感じるほど血行が悪くなることがあります。アロマトリートメントを継続的に行うことで、血行改善につながります。

Part 4

日常ケアとして行う アロマトリートメント

3

メディカルアロマセラピーを導入するには

❖オイル代金について

1. 組織がオイル代金を拠出する方向に導くために

最近では、メディカルアロマセラピーを医療・看護・介護に導入しようとしている事業所が増えてきましたが、導入するにあたっては、オイル代金をどのようにして拠出するかが問題となります。

訪問看護ステーションや施設の上層部の理解があれば、事業所や施設でオイルを購入することは問題ないかもしれませんが、現状ではなかなか難しいかもしれません。アロマセラピーが保険点数化されていないことも、理由としてあげられます。オイルを少しでも安く購入できることが、導入への足がかりになればと思い、1つの方法をご紹介します。

看護師が日本アロマセラピー学会の学会員であれば、勤務している医療機関、訪問看護ステーション、ホスピス、施設などが組織としてオイルを購入する場合、精油会社によっては「医療登録」扱いでオイルを割引購入することが可能です。その際の注意点として、前述のように、患者・利用者に使用するオイルは、安価なものではなく、精油成分分析表が添付されている安全性の高い精油会社で購入するということがあげられます。

2.「メディカルアロマセラピーをしたい」という気持ちを行動に移し、効果を上げる

「職場でオイルを購入してくれたら、アロマトリートメントをしよう」という考えでは、なかなかアロマセラピーは導入できませ

ん。以下のような行動が大切です。

[「メディカルアロマセラピーをしたい」という熱い気持ちをもつ]

　患者・利用者にアロマトリートメントをしたいと考えたら、まずは自分でオイルを購入して、その持ち出しのオイルで施術を開始してみましょう。「患者・利用者の症状を少しでも緩和したい！」という看護師・介護職の熱い思いが必要です。「職場でオイルを購入してくれたら、メディカルアロマセラピーをしよう」というのでは遅すぎます。"熱い思いと実行する勇気"が大切です。

[効果を実証する]

　メディカルアロマセラピーの効果が実証できなければ、誰も費用を出してくれません。まずは、メディカルアロマセラピーをすることで、どのような効果があったのかを実証することが大切です。そのためには、アロマトリートメントの手技を学ぶことが必要です。看護師・介護職全員が学ぶことは難しいのであれば、誰かが学んで、その人がスタッフに指導します。あるいは、臨床指導ができるセラピストを呼んで指導を受けることも有効です。できれば、より多くのスタッフが患者・利用者に施術を行えることが望ましいでしょう。

　メディカルアロマセラピーへの思いと効果が徐々に表面化してくることで、施術をしている看護師・介護職自身が周囲にどのような効果があるかを伝えなくても、施術を受けた患者・利用者自身がうれしくて、家族や医師に口コミで効果を伝えてくれます。その口コミが広がることで、オイルの購入許可が組織の上層部から出るスピードが速まるでしょう。

3. 患者・利用者にオイルを購入していただく

　メディカルアロマセラピーの効果があり、患者・利用者が毎回、看護師・介護職に施術を希望される場合は、本人や家族にオイル代金について説明して、家族にオイルを購入していただくこともできます。

❀ 患者・利用者への説明方法
　—イメージしやすい説明を心がける

　患者・利用者に「アロマトリートメントをします」と言っても、すぐに理解することは困難です。「香りのオイルを使ったマッサージです」と説明すると、何とかイメージがわくようです。

　患者・利用者に「メディカルアロマセラピーとは何か」を説明するよりは、むしろ「足が乾燥しているから、オイルを塗ってきれいになりましょう！」と、自然な形でアプローチをしてください。難しい説明は、かえって混乱を引き起こします。たとえ1週間に一度

の施術で、清拭後に乾燥している部位にブレンドオイルを塗布して軽くマッサージするだけでも、継続的に行えば効果は明らかです。皮膚はきれいになり、保湿されてきます。そして何よりも、患者・利用者はアロマトリートメントを受けることで、「自分は大切にされている」「よい香りでやさしくマッサージされてうれしい」と思います。

❖ ボランティアのアロマセラピストの導入を検討する

　高齢者ケア施設では、介護職が仕事で忙しく、利用者に施術をしたいと思っても、時間的にゆとりがないことが考えられます。日本の現状として、医療従事者のアロマセラピストは少ないですが、医療資格をもっていないアロマセラピストは大勢います。中には、福祉の現場で施術をしたいと希望しているセラピストもいます。

　そこで、ボランティアのアロマセラピストの導入を検討してみてはいかがでしょうか。そして、効果が認められたら、有償ボランティアとして活動してもらうことを検討してください。それはアロマセラピスト自身の励みにつながりますし、介護職員とアロマセラピストが話し合って、利用者の施術に取り組むこともできます。この場合のオイルは、施設側が購入するとよいでしょう。

「お泊まり施設」で日常ケアとして行うアロマトリートメント

❖ アロマトリートメントの施術の流れ

　病院や介護施設などの患者・利用者が昼夜過ごしている「お泊まり施設」の日常ケアは、日中のケアと夜間のケアに分けられます。日中に行う医療処置以外のケアとしては、バイタルサインのチェックなどの身体の状態観察に伴うケア、口腔ケアなど食事に関するケア、排泄ケア、清潔ケアなどがあります。アロマトリートメントを行うのは、清潔ケアのときがお勧めです。アロマトリートメントの施術の流れと患者・利用者への配慮などの留意点を**表3-1**に示します。

　脳梗塞の後遺症で右半身麻痺と便秘の症状があるGさんを例に、説明します。Gさんには、右上下肢が思うように動かないことによる心身のつらさがあると推測できます。さらに左上下肢は、右上下肢が動かないために身体的な負担がかかっていると考えられます。なかなか腹圧がかけられないこと、腸の動きが不活発であることも、疾患に伴う症状です。この右半身麻痺と便秘の症状に対して、アロマトリートメントで働きかけるためのプランニングを**表3-2**に、腹部アロマトリートメントの方法を**図3-1**に示します。

表3-1 アロマトリートメントの施術の流れと患者・利用者への配慮などの留意点

施術の流れ	患者・利用者への配慮などの留意点
①アセスメント	・疾患による客観的情報と患者・利用者の主訴や自覚症状による主観的情報を併せて状態を評価する ・必要時、医師の許可を得る、または報告する
②施術プランの作成	・アセスメントしたうえで、患者・利用者の希望を加味して、有効な施術部位を選択する ・可能な施術時間を計算したうえで行う。複数部位の施術をプランニングしても、時間がないときは優先順位を決めて、時間内で施術する
③ブレンドオイルの選択	・植物油は皮膚の状態に応じて選択する ・精油は、患者・利用者の嗜好性を中心に、症状も加味して選択する ・ブレンドオイルを個別につくることは時間を要するので、事前に症状に応じたブレンドオイルを数種類つくり、患者・利用者に選択してもらうとよい
④安楽な体位づくり	・患者・利用者に施術の順序を説明し、腕時計、眼鏡、アクセサリーを外してもらう。ただし、高齢者や認知症者の場合は、指輪を外すとなくす危険性があるので外さなくてもよいが、指輪周囲のオイル塗布は避ける ・施術する前に、タオルやクッションなどを用いて安楽な体位をつくる ・施術時間が10分程度で短くても、患者・利用者に安楽な体位かどうかを確認してから行う ・我慢した体位で施術すると、気持ちよさやリラックス感は与えられない
⑤施術	・施術時は手袋はしない ・エフルラージュ（軽擦法）とニーディング（揉捏法）の手技を基本にして、心を込めて気持ちよさを与える施術をする。患者・利用者に力加減を確認しながら行う（p.98「施術の手技」参照） ・強くて速い施術は、症状が重い人や高齢者には逆効果となる。"やさしく" "ゆっくり" "ソフトに" が基本 ・室内温度や、施術部位以外の肌の露出を最小限にすることに留意し、タオルを増減して調節し、保温を心がける
⑥記録	・患者・利用者の状態、体位、施術部位、施術時間、ブレンドオイルの内容、施術前後の患者・利用者の反応や状態をカルテに記録する ・情報は、看護師・介護職間で共有する

❖ 医師の許可について

1. 日常の看護ケアとして行う場合

　病院や医療機関で、患者をアセスメントしたうえで看護計画にあげて、日常の看護ケアのルーティンとしてスタッフ全員でアロマトリートメントに取り組む場合は、医師の許可

表 3-2　Gさんへのアロマトリートメントのプランニング

施術の流れ	内容
①アセスメント	・脳梗塞の後遺症で右半身麻痺と便秘がひどい。腹圧が弱いこともあり、下剤と浣腸で排便コントロールをしているが、浣腸をすると苦しくなるため、拒否している。Gさんは、右半身麻痺より便秘を改善したいと願っている
②施術プランの作成	・清拭時や入浴後の清潔ケアのときに、5～10分以内で腹部アロマトリートメントを行うことを計画した ・上下肢もアロマトリートメントを行いたいが、ケア内で時間の余裕がなく、Gさんの優先順位を考えて、腹部の施術をケア時に行うことにした
③ブレンドオイルの選択	・植物油はスイートアーモンドオイルを選択した ・精油は、Gさんの嗜好性と便秘の症状も加味して、ローズウッドとオレンジ・スイートを選択した
④安楽な体位づくり	・施術する前にタオルやクッションなどを用いて、Gさんにとって安楽な仰臥位の体位をつくり、安楽な体位かどうかを確認してから施術を開始する
⑤施術	・Gさんに力加減やスピードを確認しながら、心を込めて気持ちよさを与える腹部のアロマトリートメントを行う（**図 3-1** 参照）
⑥記録	・体位、施術部位、施術時間、ブレンドオイルの内容、施術前後のGさんの反応や状態をカルテに記録する ・情報は、看護師・介護職間で共有する

は必要ありません。報告程度でよいでしょう。しかし、主治医がアロマトリートメントに対して好感をもっていない、あるいは拒否している場合は、後で主治医から「勝手にやった…」ととがめられないためにも、無理に行わないほうがよいでしょう。

　近年、医療従事者のアロマセラピーに対する認知度は少しずつアップしていますが、アロマトリートメントは直接ブレンドオイルを患者の皮膚に塗布してマッサージをすることから、オイルを使用しないマッサージは許可しても、アロマトリートメントを許可しない医師もいます。そのような医師が主治医である場合は、患者へのアロマトリートメントについて事前に主治医に確認しておきましょう。施術OKということであれば、医師と看護師間のチーム医療になり、トラブルにはつながりません。

2. 医師の許可が必要な場合
[治療中の部位の周囲への施術]
　例えば、前胸部に放射線治療の照射を受け

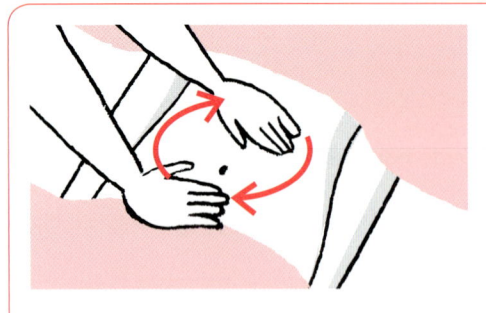

(1) オイル塗布とエフルラージュ

ブレンドオイルを適量手にとり、両手で腹部に円を描くようにオイルを塗布し、腹部全体を両手でゆっくり時計回りに、腸の走行にそって円を描くようにエフルラージュを行います。手のひら全体を密着させて施術することがコツです。患者・利用者に対して密着面積が多ければ多いほど、気持ちよさが伝わります

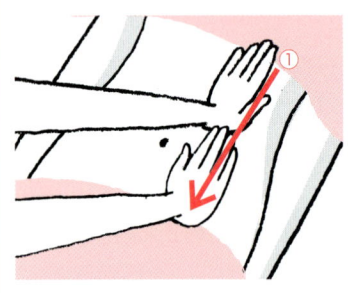

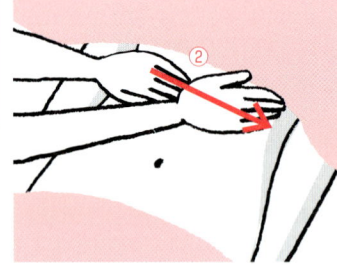

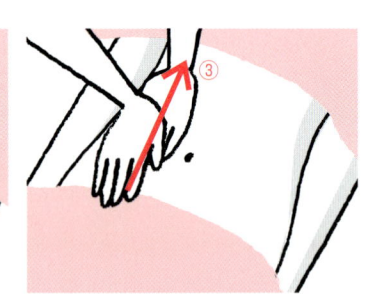

(2) 大腸のドレナージュ

腸の走行にそって、両手で交互に数回ストロークしてマッサージします。①→②→③の順に行うのは、下行結腸に向かって便をスムーズに出せるようにするためです
① 脾臓〜下行結腸まで下方向に
② 肝臓〜脾臓までの横行結腸を横方向に
③ 回盲部〜肝臓までの上行結腸を上方向に

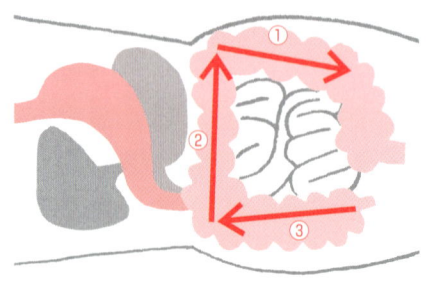

図 3-1　腹部のアロマトリートメント

ている肺がん患者から、「背中の上のほうがだるいから、背中をマッサージしてほしい」という希望があったとします。この場合、治療部位の周囲への施術になるため、医師の許可が必要です。患者は放射線治療中なので、前胸部の照射部位にマーキングがしてあります。施術するときは、マーキング部位に注意をしつつ、背中のアロマトリートメントを行います。これは日常の看護ケアではないため、注意が必要です。

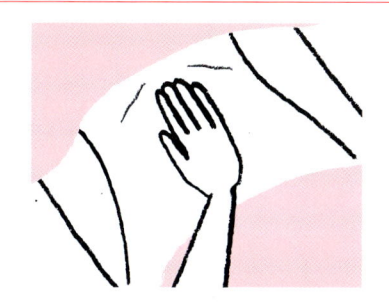

(3) 太陽神経叢（みぞおちあたり）
右手のひらを、太陽神経叢に軽く置き、5秒程ホールディング（やさしく手を置いたまま動かさない状態）します。施術者の呼吸もゆっくりと整えます

> 太陽神経叢は自律神経が集まっているところで、お腹にある「第2の脳」といわれています
> 内臓の働きを正しくするには、自律神経の調整が大事ですから、太陽神経叢を意識することは重要です

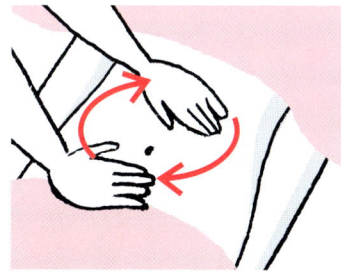

(4) エフルラージュ
再度、手順(1)のエフルラージュを行います

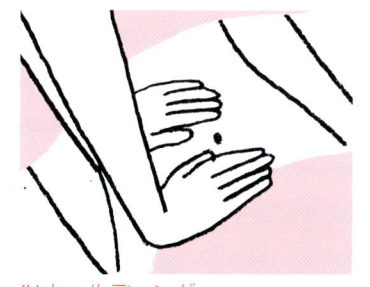

(5) ホールディング
両手をやさしく、腹部の真ん中（臍を中心）に軽く置き、5秒程ホールディングして、静かにそっと手を離します

＊基本的には患者・利用者の右側に立って行います。
＊オイルが患者・利用者のパジャマに付着しないように、バスタオルかタオルで上腹部と下腹部のパジャマを保護します。
＊エフルラージュ（軽擦法）は"滑るような動き"という意味で、手のひらや指を使って、常に患者・利用者の身体に密着させながら動く動作です。ニーディング（揉捏法）は、手のひらの平らな部分と指を使って、骨の真上や骨のそばにある筋肉をこねる動きです。

[症状がある部位への直接の施術]

例えば、腹水がある患者について、腹部のアロマトリートメントの必要性があると看護師が判断したとします。腹水は、がん終末期など患者の状態が悪化している場合に起きる症状です。施術としては腹部アロマトリートメントができますが、医師による治療中の状況であり、症状部位への直接の施術になりますから、医師の許可が必要です。これも日常の看護ケアではありません。

3 日常ケアとして行うアロマトリートメント

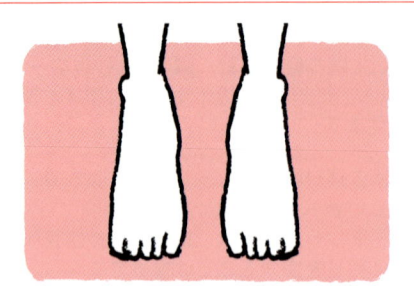

(1) 下腿の下にタオルを敷く
シーツなどがオイルで汚れないようにします

(2) オイル塗布
ブレンドオイルまたはアロマクリームを適量手にとり、患者・利用者の足部全体に塗ります

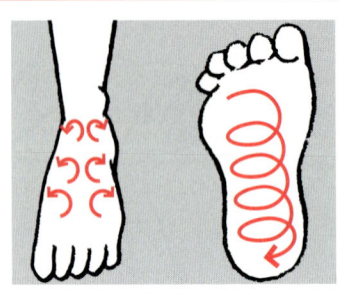

(3) エフルラージュ
両手のひら全体を足の甲や足の裏に密着させながら、上下に（足指から踵部）繰り返しエフルラージュします

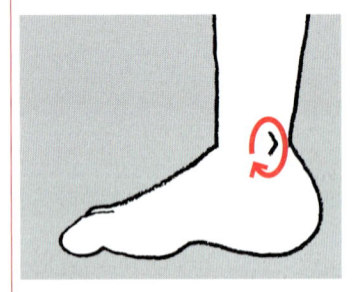

(4) 内・外踝部周囲
両手（第2〜4指）で足首の内・外踝部（くるぶし）周囲に円を描きます

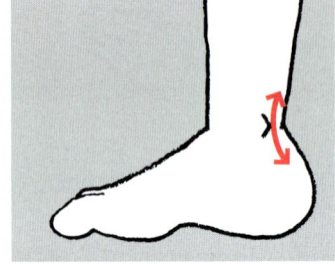

(5) アキレス腱
アキレス腱を両手（第2〜4指）で挟むように上下にマッサージします

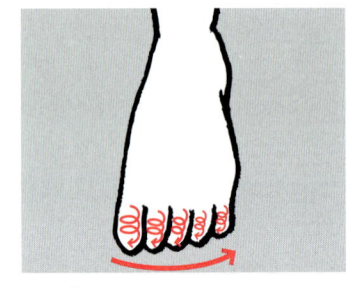

(6) 足指
足指を軽く握り、施術者の第1・2指で小さな円を描きながら、こねるように"こねこねニーディング"をします。親指から小指まで1本ずつていねいに行います

図 3-2　足部のアロマトリートメント

[高熱が持続しているとき]

　高熱が持続しているときは、アロマトリートメントの対象外です。ただし、がん患者特有の腫瘍熱が持続しているときは、感染症扱いではないので施術の対象となります。患者から施術の希望があった場合や、看護師が施術をしてさしあげたいというときは、医師の許可が必要になります。これも日常の看護ケ

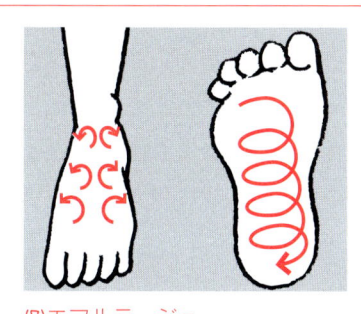

⑺エフルラージュ
再度、手順⑶のエフルラージュを行います

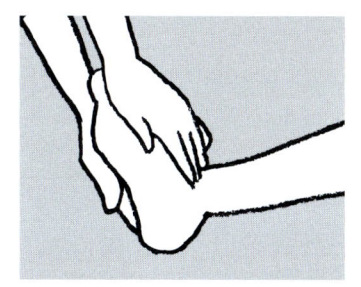

⑻ホールディング
両手で患者・利用者の足をやさしく5秒程包むようにホールディングして、ていねいにゆっくり引き抜きます。足指が冷たいときは、両手で足指を中心に挟んでホールディングすると、患者・利用者は温かさを感じます

- ＊手のひらを密着させてマッサージすることが大切です。密着面が多いほど気持ちよさが伝わります。
- ＊マッサージを始めたら、途中で手を離さないようにします。途中で離すと気持ちよさが減ります。
- ＊最後にホールディングをすると、気持ちよさが倍増します。
- ＊ベッドに臥床している姿勢や、イス・車イスに座った姿勢でも施術できます。

> 加齢や下肢の動きが悪くなるとむくみやすくなります。
> 5〜10分間のフットトリートメントで転倒予防！

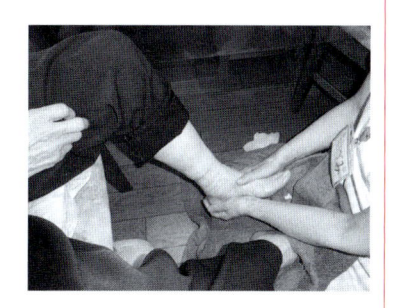

アではありません。

✤ 医療機関以外の「お泊まり施設」の場合

　介護施設でも、急性的な症状に対するアロマトリートメントは、p.89「医師の許可が必要な場合」の内容が適応になります。

　慢性的な症状の場合、例えば長期にわたる拘縮による痛みが持続している患者・利用者

memo

アロマクリームのつくり方

　市販のアロマクリームを購入することは簡単ですが、お金もかかります。ここでは、簡単で、安価に、かつ大量につくることができる方法をお伝えします。

①市販の無香料・無着色のボディクリームや、やわらかく伸びのよいクリームを用意します。

②その中に精油を、p.71 **表3-1**「ブレンド濃度別の精油滴数量」に従って滴下し、混ぜます。

　例：100mLは100gと計算します。
　　　1％ 100gのアロマクリームをつくるには、精油を20滴入れます（精油を1〜2本用意します）。

③できあがりです。保湿力を高めたいときは、薬局で白色ワセリンを購入し、①の中に好みの量を入れてください。ただし、入れすぎると硬くなり、伸びにくくなります。

④使用する人数に応じてつくる量を決めます。残ったアロマクリームは、冷蔵庫で保管するとよいです。精油の劣化を遅らせます。なるべく数か月で使いきり、新しいものをつくってください。アロマクリームは、ハンド・フットトリートメントに使用できます。

であれば、日常ケアにアロマトリートメントを行うとよいでしょう。この場合は、事前に医師の許可が必要ということではなく、「○○さんに△△の部位にアロマトリートメントをします」と計画にあげて、医師に施術経過を報告することでよいのではないかと思います。患者・利用者に日常ケアとしてアロマトリートメントを行っていることを医師に知ってもらうことが必要です。

「日帰り施設」で行うアロマトリートメント

　日帰り施設は短時間滞在型の場所という特徴から、患者・利用者に対して看護師・介護職がアロマトリートメントを行う時間的な余裕がないのが現状です。そのような状況の中で、アロマトリートメントを行うことができる場面としては、入浴後がよいでしょう。介護保険サービスによるデイサービスやデイケアを利用している人に対して、入浴直後の更衣後に、足にブレンドオイルを塗布して、足指を中心に軽くマッサージを行ってみましょう。高齢者の中でも特に、歩行障害のある人、歩行困難の人、杖を使用している人、車イスを利用している人の多くは足部がむくんでいます。また、浮腫のある患者・利用者は、自分の足をマッサージすることはできません。だからこそ、入浴後の数分間であっても、ブレンドオイルもしくはアロマクリームを用いてフットトリートメント（p.92 **図3-2**）を行

うことは、浮腫改善と転倒予防につながっていきます。アロマクリームのつくり方はp.94 memoをご参照ください。

　しかしそうはいっても、介護スタッフの人数が限られ、短時間滞在中にさまざまな行事に追われ、マッサージどころではないかもしれません。日帰り施設には、ボランティアによる書道教室や手芸教室など、さまざまなその施設独自の企画があり、それがその施設の特徴につながります。この視点で考えると、ボランティアもしくは有償ボランティアのアロマセラピストによるアロマトリートメントを希望者に行うことは、香りの好きな患者・利用者には楽しみの行事になると思われます。オイル代程度の自己負担であれば、希望者も増えるでしょう。施術としてはハンドトリートメントが一般的に行われていますが、「足のトリートメントで足のむくみを改善し、転倒を予防しましょう！」と宣伝することで、その施設独自のメニューとなります。実際、10分間のフットトリートメントで足の血行が改善し、足指の動きもよくなり、グーチョキパーをする足指の動きが改善します。

「在宅」で行うアロマトリートメント

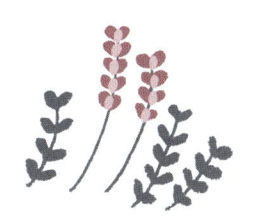

　在宅で行うアロマトリートメントは、訪問看護師が患者・利用者に行うことが多いと考えられます。介護保険では、ホームヘルパーが訪問介護サービスとしてマッサージを行うことが認められていないからです。ですから、アロマトリートメントを行うことができるのは訪問看護師が主になります。有料サービス扱いのアロマセラピストであれば、患者・利用者や家族と調整しながら、在宅で施術を行えます。

　在宅でのアロマトリートメントは、前述の「お泊まり施設」で日常ケアとして行うアロマトリートメントと同様に行うことができます。看護師・介護職は、在宅の主役である患者・利用者が本音で生きている居住空間に入ることになるので、マナーに気を配ることが重要になります。また独居者以外は、家族がともに居住している空間でもあるため、家族への気配りや配慮が患者・利用者に対するのと同様に必要です。家族は患者・利用者の病状やその進行、また先の見えない介護への不安や心配な気持ちを抱えて生活をしていることを考慮して、家族が語る話をやさしく傾聴していくことが必要です。

3 日常ケアとして行うアロマトリートメント

しかし、マナーに気を配る以前に、患者・利用者がどのような状態であろうと、看護師・介護職の物差しで対象者を判断せず、ありのままの状況を受け入れることが大切です。生まれ育った環境や時代背景が違えば、まったく理解できないことがあっても当然です。患者・利用者のさまざまな状況がわからなくても、看護師・介護職がわかろうとする姿勢をもっていることが、信頼関係の構築につながっていく前提条件の1つです。この前提条件の土台の上に、患者・利用者や家族に対する細やかなマナーに気を配っていきましょう。ちょっとしたマナーが重要なのです。

［例］

- 玄関で脱いだ靴を玄関の真ん中に置くのではなく、帰るときに履きやすいように揃えて、下座（隅のほうに）に置く。

　→玄関の真ん中に靴を置くことは、"自分は重要なお客ですよ"と自ら言っているような感じになります。ケアを行うために訪問しているので、自分を重要な客にしないほうがよいです。

- 室内をキョロキョロと見回さない。

　→患者・利用者や家族は、「何をキョロキョロと家の中を見ているの？」と不快な気持ちになりかねません。

「お泊まり施設」と「在宅」の施術環境での注意事項

- 施術をする際にベッド周囲の物を動かしたいときは、声かけをして許可を得てから動かし、退室時に必ず元の位置に戻す。

　→歩行ができない患者・利用者は、ベッド上やベッド周囲の手の届くところに、自分が使用しやすいように物を置いています。ティッシュペーパーの箱1つにしても、使いやすい位置に、工夫して置いてあります。例えば、枕の右側に置いてあったティッシュペーパーの箱をベッドの横のテーブルに置いて元に戻し忘れた場合、手が届かなければ使用することができません。物の配置が少しずれただけでも、その人にすればたいへん困ることにつながります。特に独居で移動が困難な人の場合は、退室時に患者・利用者に声かけをして、「○○の位置は、これで大丈夫ですか？」と再確認してください。ちょっとした心配りがとても大事です。

- ベッドの高さを施術者に合わせて昇降した場合は、必ず元の高さに戻す。

　→施術する際にベッドの高さを上げた場合は、必ず元の高さに戻してください。ベッドの高さがいつもより5cm高くなっただ

けでも、歩行障害がある人は、転倒につながるリスクが高くなります。患者・利用者に、高さ調整に不具合がないかどうかの確認を怠らないでください。

→施術者の腰痛防止のためにはベッドの高さ調整は必要なのですが、筆者はアロマトリートメントをするときには、上記の理由で、施術しやすいようにベッドの高さを調整しないようにしています。では、どのように腰部に負担をかけないように施術するのかというと、ボディメカニクスを使うのです。また、必要時には患者・利用者に声をかけて、ベッドに膝をついて施術したり、イスがあればイスに座って施術したり、施術する部位に応じて施術する体位を工夫して、自分の身体に負担をかけないようにしています。ベッドの高さを変えると、ベッド周囲に置いてある物の位置もずれることになりますから、これも患者・利用者に迷惑をかけることにつながります。

アロマトリートメント時の注意点

✤香りが嫌いな患者・利用者の場合

香りは好みもありますが、終末期がん患者の場合は、がんのステージにより、昨日まで大好きであった香りでも今日はくさいと感じて嫌いになることがよくあります。このように、香りがまったく嫌だという人には、精油を使用しなくても大丈夫です。無理して精油を使用するのではなく、植物油のみで施術しても、タッチングの効果があります。

疾患により香りが急に嫌いになってしまった場合は、時が経つとまた香りが大丈夫になることも多いものです。無理せず、患者・利用者の状況に応じて精油を使用しましょう。

✤安楽な体位づくりを心がける

施術をする前に、最も患者が安楽で疲れない体位をクッションやタオルを使用して工夫することがとても重要です。例えば、患者・利用者にとって側臥位が楽な体位であれば、側臥位で安楽なポジショニングをします。がん患者で痛みが強い場合は、同じ姿勢を10分間でも保持することが難しいことがあります。そのときは、「ご自身が一番楽な姿勢でマッサージを受けないとリラックスしませんから、姿勢がつらいときは遠慮しないで言ってください。姿勢をつくり直しますからね。絶対、我慢しないでくださいね」と患者・利用者に伝えます。

患者・利用者は、施術者に遠慮して、痛みがあっても同じ姿勢で我慢してしまうことがあるため、事前の説明は必要です。我慢させてしまうことは、リラックスを与えるアロマ

トリートメントの効果を半減させてしまいます。施術者が、「この姿勢、大丈夫ですか？」とたずねたときに、「何とか大丈夫です」という返事であれば、我慢している可能性があるので、体位を変化させてみてください。「楽です！」という言葉が出ればOKです。

施術の手技

施術の手技は複数ありますが、基本的にはエフルラージュ（軽擦法）が重要です。この手技は、"滑るような動き"という意味です。手のひらや指を使って、常に患者・利用者の身体に密着させながら動く動作です。施術者の手のひらが患者・利用者の身体に密着する面が多ければ多いほど、気持ちよさとリラックス感を与えられます。

エフルラージュに加えて、ニーディング（揉捏法）の手技も重要です。ニーディングは、手のひらの平らな部分と指を使って、骨の真上や骨のそばにある筋肉をこねる動きです。例えば、患者・利用者の指を握って、ていねいにゆっくりこねて、"こねこねニーディング"をします。

高齢者は手足末端が冷えやすく、手指や足指の動きが悪くなりやすく、転倒の危険性が高いです。末端の手指や足指をマッサージすることで、血液循環が改善します。5～10分間でもよいので、手足のアロマトリートメントを行ってください。

❖ 手の施術

1. 普通のハンドトリートメント

普通のハンドトリートメントの施術方法を図3-3に示します。

ハンドトリートメントは、アロマクリームやブレンドオイルで行います。ハンドトリートメントのみを行うときは、筆者の印象では、患者・利用者はクリームのほうを好むようです。その理由として、クリームはブレンドオイルに比べるとすぐ浸透し、べとつきが少ないからです。また、患者・利用者がもっているクリームでも手軽にできることもあげられます。香りのないクリームであれば、ティッシュペーパーに1～2滴好きな精油を滴下し、患者・利用者のそばに置くことでよい香りが漂い、アロマの芳香浴をしながらのハンドトリートメントになります。

2. 麻痺や拘縮がある場合

麻痺とは、筋の収縮力が低下し、随意運動ができなくなった状態のことで、神経系の障害により起こります。運動神経が障害されると"運動麻痺"となり、知覚神経が障害されると"知覚麻痺"になります。

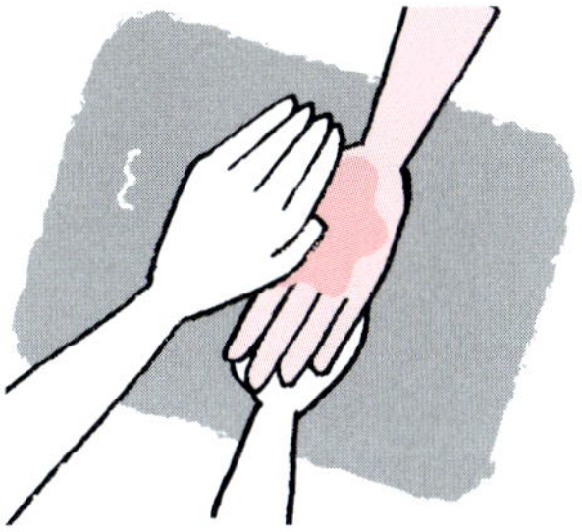

(1)クリーム（またはブレンドオイル）塗布
手の下にタオルを敷いて、クリームを適量手にとり、患者・利用者の手部全体にゆっくりとやさしく塗り、手の甲を上にします

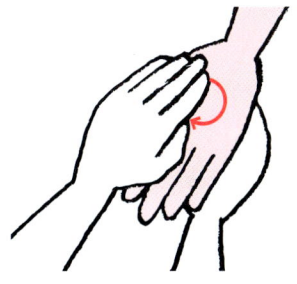

(2)エフルラージュ
施術者の手のひらに患者・利用者の手を置きます。施術者のもう一方の手を患者・利用者の手の甲をサンドイッチするように密着させながら、円を描くようにエフルラージュします

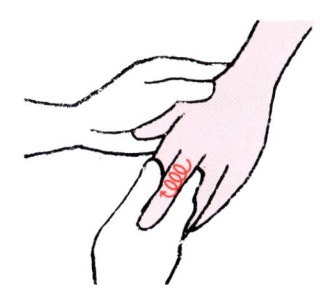

(3)手指
指を軽く握り、施術者の第1・2指で小さな円を描きながら、こねるように"こねこねニーディング"をします。親指から小指まで1本ずつていねいに行います

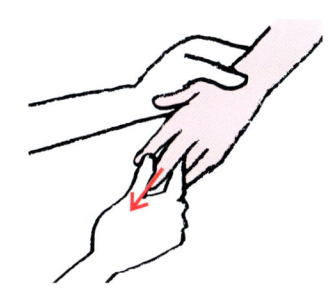

(4)つづき
"こねこね"後、指先で引き抜きます

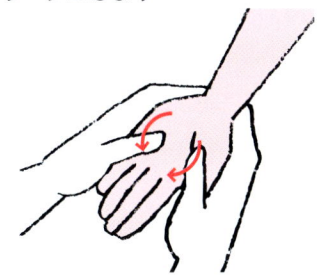

(5)手のひら
手の向きを変えて、手のひら全体をマッサージします

(6)エフルラージュ
再度、手順(2)のエフルラージュを行います

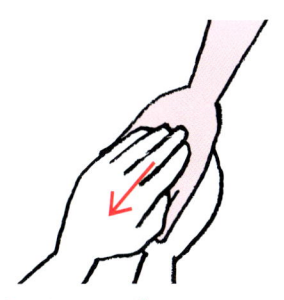

(7)ホールディング
患者・利用者の手をやさしくサンドイッチするように包み、5秒程ホールディングして、ていねいにゆっくり引き抜きます

＊手のひらを密着させてマッサージすることが大切です。密着面が多いほど気持ちよさが伝わります。
＊マッサージを始めたら、途中で手を離さないようにします。途中で離すと気持ちよさが減ります。
＊最後にホールディングをすると、気持ちよさが倍増します。

心を込めて、やさしく、気持ちよさを与えるタッチングをしましょう！
施術者の気持ちが、手の動きを通じて患者・利用者に伝わります

図3-3　クリームまたはブレンドオイルを使用したハンドトリートメント

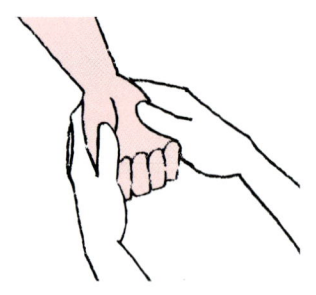

(1) エフルラージュ
クリームまたはブレンドオイルを手全体に塗布して、やさしくソフトにエフルラージュをするようにマッサージを行います

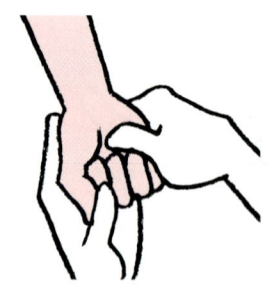

(2) 手指
指1本1本をできる範囲でていねいに親指からマッサージします。片手は必ず安定させるようにやさしく保持しておきます。指が曲がっているときは無理に伸ばそうとせず、曲がった状態でできる範囲で"こねこね・にぎにぎ"とマッサージします

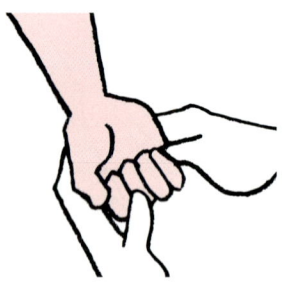

(3) 拘縮の隙間に施術者の指を入れてマッサージ
絶対に無理して指を開けようとしてはいけません。"痛みを感じさせるようなマッサージをしないこと"が大切です。徐々に緩んできたら、小指あたりに隙間ができます。隙間に施術者の指を入れながらマッサージします

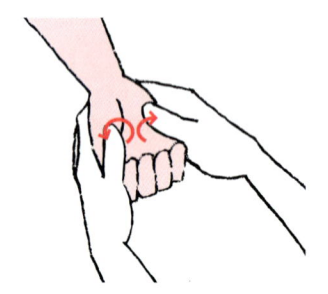

(4) 手のひら
手のひらも、やさしく親指で円を描きながら、できるところをマッサージします。一度では拘縮の手は開けません。定期的に複数回行うことで、手に変化が現れてきます。少しでも手の緊張がやわらぐと、自然に手指が緩んできます

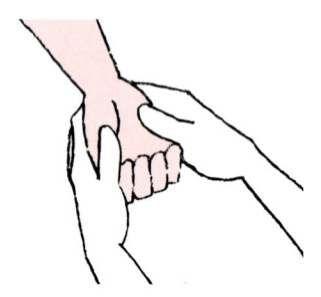

(5) エフルラージュ
やさしくソフトにエフルラージュでマッサージします

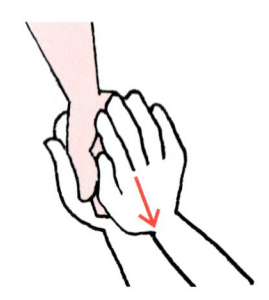

(6) ホールディング
手をやさしくサンドイッチするように包み、5秒程ホールディングして、ていねいにゆっくり引き抜きます

図 3-4　拘縮がある場合のハンドトリートメント

運動麻痺のある高齢者は、運動が十分にできず、変形や拘縮、褥瘡などの二次的障害を起こしやすく、廃用症候群につながっていきます。運動麻痺から拘縮を予防するために、筋肉の緊張をやわらげるアロマトリートメントを行うことは有効です。拘縮がある人へのハンドトリートメントの施術方法を図3-4に示します。

記録を忘れずに

在宅でも施設でも、アロマセラピーを患者・利用者に実施したときは、必ず記録を残します。アロマ用のカルテを作成するか、あるいは患者・利用者個人のカルテに記載し、メディカルアロマセラピーを行うスタッフ全員がケア内容を共有できるようにします。

カルテには、
- ケア方法（芳香浴、アロマトリートメントなど）
- 使用したブレンドオイルの内容
- アロマトリートメントをした場合は、施術した部位、施術時間
- 芳香浴の場合は、いつ、どのぐらいの時間、芳香させたか
- ケア時の患者・利用者の身体状態や家族の反応、患者・利用者や家族が話した気になる会話の内容

などを記入します。

同じ人に定期的に、あるいは複数回アロマトリートメントを行うことで、心身の状態に変化が現れます。実施前に患者・利用者や家族に、前回の施術後の状態などを可能であれば確認して記録します。

継続的な記録は、症例研究や研究発表にもつながります。メディカルアロマセラピーの効果の有無の確認にもなるので、行ったことは記録に残すことを習慣づけてください。

Part 4 家族の絆が深まるアロマトリートメント

グリーフケアにつながる家族指導

　人は、いつの日にか愛する人の死に遭遇することになります。そのことを理解していても、大切な家族を亡くすことは、想像したくなく、考えたくなく、でも現実が近づいてきてしまうと考えざるを得ないことになり、とてもつらくなります。特に進行が速いがん患者を介護している家族は、刻々と変化する病状をなかなか受け入れることができず、さらに今後起こり得る症状や変化への不安や心配事を抱えて、暗中模索する状況に陥っていきます。はじめての経験のときには、このような状況の中にいる患者・家族の話を聴いて協力してくれる兄弟姉妹や親戚、親しい友人がいること、さらに親身になって話を傾聴し、サポートしてくれる医療従事者や介護の専門家がいることが重要なカギになります。時に、親戚や友人は自分の経験をもとに、自分の考えを患者や家族に押しつけたりすることがみられます。このようなときは、医療従事者や介護の専門家が、患者・家族が混乱しないようにサポートしていくことや、親戚や友人に援助の仕方などの方法を指導することも必要になります。

　生きる時間を共有してきた大切な家族が亡くなった後は、悲嘆（グリーフ；grief）し、残された家族は深くてどうしようもない悲しみに包まれます。悲嘆としては、精神的な反応と身体的な反応が表出してきます。悲嘆の強度や期間は、病死、事故死、災害による死などの亡くなり方、亡くなった年齢、介護期間などのさまざまな要因が絡み合うことで、個人差が出てきます。悲嘆の状態にある家族には、さりげなく寄り添い、サポートしてい

く"グリーフケア（悲嘆の援助）"が必要です。ここでは、アロマセラピーを用いた介入としてのグリーフケアを紹介します。

グリーフケアとしてのアロマトリートメント

グリーフケアとしてのアロマトリートメントは、終末期がん患者のみならず、認知症高齢者や長期間介護をしている家族においても大切な行為です。アロマトリートメントは、親子間、夫婦間、兄弟姉妹間などどの関係でも施術できます。もちろん、家族に「マッサージしたい」という気持ちが中心になければできません。決して家族に無理強いしてはいけないことです。オイルを使ったマッサージは、洋服の上からのマッサージと違い、洋服と皮膚との摩擦力を生じないので、身体状態が悪化している人、栄養状態が悪い人、皮膚が乾燥している人には特に有効です。また香りの効能もあり、その場の雰囲気をなごませる力をもっています。

がんの人への介護とがん以外の人への介護の共通点は、24時間365日の介護であることです。違いは、進行がんは短期間介護の可能性が高く、認知症高齢者などの高齢者介護は長期間にわたる可能性があることです。最近では、がんも生活習慣病であり、慢性的な疾患であるという扱いをされてきていますから、"がん＝死"という考え方はなくなってきています。しかし、高齢者介護と終末期がん患者の介護の相違は、いつまで続くかわからない先の見えない高齢者介護に、認知症高齢者自身よりも家族が心身のストレスや介護疲労を感じ、計り知れない今後への不安を感じているということです。

筆者は、長年終末期がん患者の在宅での看取りにアロマトリートメントを行ってきた経験から、死別前に家族が愛する人にアロマトリートメントを行うことが、家族にとって予期不安のグリーフワーク（悲嘆の作業）に取り組むことになると考えています。その取組みには限界があることを認識しておく必要があります[1]が、少しでも家族の悲嘆を軽減し、悲嘆の期間を短くする役割を担うグリーフケアの一助になるのではないかと思います。この視点からグリーフケアを、①死別前に家族が行えるアロマセラピー、②死別後に看護師が行えるアロマセラピー、の2つに分けて考えてみます。

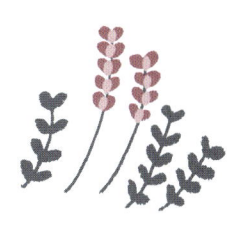

死別前に家族が行える アロマセラピー

死別前に家族が行えるアロマセラピーは、お泊まり施設と在宅のどちらでもできます。行えるアロマセラピーは、芳香浴とアロマトリートメントです。特に、アロマトリートメントは家族間の絆が深まるため、看護師は家族に、心を込めた簡単な施術の方法を指導するとよいでしょう。

多くの手技は不要です。Simple is best！ーやさしく心のこもったアロマトリートメントで、コミュニケーションをするのです。それには、ちょっとしたコツがあります。

[アロマトリートメントのコツ]
①心を込めて、やさしくマッサージをしようと思う気持ちをもちます。
②できる限り手のひら全体を患者・利用者の身体に密着させます。手技はエフルラージュ（軽擦法）で、密着面積が多ければ多いほど気持ちよさが伝わります。
③一定のリズムで行います。リズムが速かったり遅かったりすると、雑に感じ、気持ちよさは伝わりません。
④最後に手を離すときは、両手で指先・足先を包むようにして、ゆっくりとていねいに離します（手や足のアロマトリートメントの場合）。

case 4 母親にマッサージをしたいと思う気持ちがあるけれども、躊躇している娘

❖ 事例紹介

乳がん終末期の母親を介護している娘Mさん。「冷たくてむくんでいる母の足を何とかしてあげたい。でも、どのようにしてさすってあげればよいかわからないし、かえって私がさすってあげることで症状がひどくなってしまったら心配…」と思ってしまい、マッサージをしてあげることができずにいた。

❖ 家族へのかかわり

家族としては、手を差し伸べたいと思う気持ちがあっても、医療従事者ではないし、専門的な知識もないので自信がなく、怖いという方もいらっしゃいます。このようなとき筆者は、「お母様にはご家族の心のこもったマッサージはとても大切ですよ！」と話して、実際に家族にアロマトリートメントをしていただきながら、施術の仕方を指導します。病気の人には、家族の心のこもったやさしいアロマトリートメントは、とてもうれしいものです。簡単な手技で、心が伝わる施術の仕方を家族にしっかりとおぼえていただくこと

が必要です。手技としては、手を密着させてやさしくゆっくり施術する手技のエフルラージュを指導します。

家族によるアロマトリートメントの行為は、すばらしい家族愛につながり、グリーフケアにつながります。母親が亡くなった後のMさんの悲嘆は計り知れませんが、しかしMさんは最期のときに母親の足をマッサージすることができたのです。直接素手で触れられたことで、母親はさぞかしうれしかったに違いありません。Mさんは、少しでも母親と触れ合えたことで、「何もしてあげられなかった」のではなく、「マッサージをしてあげられた」という気持ちになりました。そのときに母親が発した言葉や仕草や表情などは、母親が亡くなった後に、Mさんの"最後にしてあげられたことの満足感"につながりました。

case 5 息子からマッサージを受け、家族の絆が深まった終末期がん患者

❖事例紹介

卵巣がん終末期のNさん。夫と2人暮らしで在宅療養をしている。筆者に訪問診療医から、「両下肢浮腫と下肢痛がある患者ですが、アロマトリートメントが有効と思われるので、患者に連絡してほしい」という紹介があった。連絡したところ、本人からアロマトリートメントの希望があり、訪問を開始した。

❖家族へのかかわり

NさんのADLは、移動時に在宅酸素を使用して何とか歩行している状況でした。夫婦2人の生活で、夫は妻の介護を夫なりに行っていましたが、妻が思うようには食事や身体ケアなどができず、妻は夫に対する感謝の気持ちよりも、不満を言葉で訴えていました。Nさんは、自分の身体状態が少しずつ悪化していくことを認めていくことができない精神状況であり、その不安な気持ちをニコニコして介護している夫にぶつけているようにみえました。

両下肢の浮腫は週1回の施術である程度の改善がみられましたが、筆者は夫婦の絆を深めるためと、血行改善のためにも夫の協力が必要と考え、夫に「Nさんに足のアロマトリートメントをしてさしあげることはいかがですか？」とたずねたところ、「いいよ」という返事でした。そこで早速、ブレンドオイルを用いて夫に施術の指導をしながら、筆者が片足、夫が片足、Nさんの両下腿のアロマトリートメントを同時に行いました。

驚いたことに夫は、アロマトリートメントの基本である「手のひらを対象者の身体に密着させること」「やさしくゆっくりとした施

術をすること」が上手にできたのです。筆者は長年、家族に施術指導をしてきましたが、がん終末期の妻の身体へのアロマトリートメントをここまで上手にできた夫はいませんでした。このことから、普段から夫は妻にマッサージをしているということがうかがえました。

夫の施術を受けて、妻は「いいわね！…でも人前だとやるけど、続くかしら？」と言っていました。Nさんは素直に「ありがとう」と言えないようでしたが、それでもうれしい気持ちが伝わってきました。

Nさんの施術は、週1回を5回行い、6回目の前に状態が急変して、病院に入院しました。その後、夫1人での在宅介護と自宅での看取りは難しいと判断し、病院からホスピスに転院後、他界されました。夫は妻に文句を言われながらも、精一杯最期まで介護をしました。

❖アロマトリートメントの効果

1. "触れるケア"で思いやりの気持ちが伝わる

アロマトリートメントはスキンシップであり、タッチングです。病気の人を思う気持ちがないと、家族は触れるケアをしようとは思わないようです。

そこには、長年築いてきた人生そのものがあります。一般的に、女性は夫や子どもにマッサージをするのに比較的抵抗がないのですが、夫が妻に、息子が親にマッサージすることは少ないように思います。しかし、この"家族間の触れるケア"であるアロマトリートメントを行えた家族は、患者・利用者が他界した後の悲嘆の深さが少ないように感じます。介護期間が長くても短くても、"触れるケア"を患者にすることができたときは、家族が亡くなることはさびしいことですが、「少しでもマッサージしてあげられた」という満足感があるようです。"触れること"で、「いままでがんばってくれてありがとう」というメッセージも送れます。

2. 「孤独ではないよ」と伝えることができる

不安なとき、心配なとき、どうしたらよいかわからないとき、さびしいときに、そっと静かにやさしくゆっくりとハンドトリートメントを受けている自分を想像してみてください。トリートメントをしている家族は、自分のために時間を費やしてくれているのです。

病気になって最もつらいことは、"孤独"を感じることです。アロマトリートメントをしながら、「あなたは孤独ではないですよ。家族がいますよ。友だちがいますよ。医師や看護師や介護してくれるスタッフがいますよ。こうしてマッサージをしている私がいますよ」というメッセージを送ることができる

のです。

死別後に看護師が行える アロマセラピー

　死別後にできるグリーフケアは、今度は看護師が家族のために行うことです。死別後に頃合いを見計らって、花や故人が好きであった精油を持参して弔問をすることもよいでしょう。生前から香りが好きであった故人ですから、家族もその香りは嫌いではないでしょう。

　好きだった精油をハンカチに数滴たらして芳香浴をしながら、故人の話や家族の話を傾聴してください。生前にアロマトリートメントを行った看護師は、施術をした手を通して故人を感じ取っていますから、家族が表出する語りを親身になって傾聴することができます。家族にとっては、介護経験や故人の思い出話などを聴いてもらうことがグリーフケアにつながるのです。

　また、手紙を書くこともよいです。ただし、書く内容は家族を刺激しすぎないように配慮しなければなりません。いずれにしても、亡くなるまでアロマトリートメントを行っていれば、家族の状況を理解できていますし、信頼関係も築かれていますから、手紙を受け取った家族は、「亡くなってもおぼえていてくれる」ことにありがたさを感じることでしょう。

引用・参考文献
1）宮林幸江, 関本昭治：はじめて学ぶグリーフケア, p.76-79, 日本看護協会出版会, 2012.

患者・利用者と信頼関係を築くためにアロマセラピーを用いる

Part 5

Part 5
1
コミュニケーション媒体としてのアロマセラピーの活用

　辞書によると、コミュニケーションとは「社会生活を営む人間が互いに意思や感情、思考を伝達し合うこと。情報の伝達、連絡、通信の意だけではなく、意思の疎通、心の通い合いという意でも使われる」[1]とされています。コミュニケーションの媒体としては、言葉、表情、ジェスチャー、身体の所作などがあります。アロマセラピーの場合は、精油を媒体として用いたコミュニケーションだといえます。

言語的コミュニケーションと非言語的コミュニケーション

　コミュニケーションは、言語的コミュニケーションと非言語的コミュニケーションに区別できます。言語的コミュニケーションは、「言葉」を使ったコミュニケーションのすべてを対象とします。医療場面では、カルテや処方箋、検査伝票などの紙ベースのものや電子カルテなどによる一方向的な直線的コミュニケーションも言語的コミュニケーションです[2]。一方、顔の表情、視線、身振り、タッチング、肉体の動作などのボディランゲージは非言語的コミュニケーションになりますが、言葉を使った会話でも、口調や強さ、言葉を発するときの表情によって伝わり方が変化する可能性があり、これらも非言語的コミュニケーションの一部だといえます。

　アロマセラピーについて考えてみましょう。夜間に落ち着きのない患者・利用者と話し合って、鎮静作用が高く、本人が好きな香りを選択して室内芳香をする行動は、患者・利用者と看護師・介護職とのやりとりでの言語的コミュニケーションです。精油の香りを

嗅いで、「よい香り…うっとりする」と、穏やかな表情でベッドに落ち着いている患者・利用者と、それを見守っている看護師・介護職との間には、非言語的コミュニケーションが成り立っています。このように、芳香浴に伴う実際のコミュニケーションには、言語的／非言語的コミュニケーションが複合的に進行しながら、お互いに伝わっているのです。

人間関係の構築に影響する基本的なソーシャルスキル

　コミュニケーションを円滑にするには、基本的なソーシャルスキルを磨くことが重要です。下記に示すようなソーシャルスキルは、社会人として当たり前のことのように感じますが、臨床現場や介護現場で「どうしてそれが必要なの？」と疑問をもち、身につけていくことが大切です。疑問をもたずにスルーしてしまうと、ソーシャルスキルは身につきません。

　メディカルアロマセラピーには、エステティックアロマセラピーのもつおしゃれな要素も多分にあります。アロマトリートメントをする施術者が、身だしなみを整え、清潔感を醸し出していなければ、「いい香り」「別世界みたい」「気持ちいい」「大事にされてうれしい」「幸せな気分」とはなりません。患者・利用者のみならず、施術をする看護師・介護職自身もすてきな気分を味わうことができます。人は楽しい気分を味わうことで、表情が緩んできます。施術の際に、基本的なソーシャルスキルを磨いているか、いないかでは、効果に違いが出てきます。ちょっとした心がけが重要なのです。

❖ 挨拶

　病室や患者・利用者の自宅に入室するときや、患者・利用者が看護師・介護職がいる場所に来たときに、どのような挨拶をするかで、相手に対する気遣いや敬意の有無が伝わります。「あなたのことを大切に思っていますよ」という意思が、挨拶のひと言に表れるのです。

　アロマトリートメントのために入室するときに、「○○さん、おはようございます。△△です。アロマのマッサージに来ましたが、よろしいですか？」と挨拶するのと、「アロマのマッサージに来ました」と挨拶をするのとでは、患者・利用者はどのように感じるでしょうか？

　自分を患者・利用者の立場として考えてみると、わかります。「○○さん」と名前を呼ぶことで、不特定多数の人ではなくて、"あなた"のために来たということが伝わります。また、「アロマのマッサージに来まし

が、よろしいですか？」と相手の意思や状況を確認することで、その人を尊重していることになります。相手への配慮の有無が、ひと言の挨拶で伝わるのです。入室時の挨拶で始まり、退室時の挨拶で終わるのです。

❖施術者の清潔感のある身だしなみ

1. ユニホームの色彩

ユニホームの色は、派手すぎず暗すぎず、相手が落ち着く色合いを選びます。例えば、病院で看護師・介護職がブラックのユニホームを着ていたら、終末期の患者・家族は喪服をイメージしてしまい、配慮のなさを感じてしまいます。

2. マニキュア

アロマトリートメントをするときには、手の爪は短く清潔にしておきます。派手なマニキュアは患者・利用者や家族に好まれません。指輪は、患者・利用者の皮膚にゴツゴツ当たってしまい、気持ちよさが半減するので、施術のときは外します。

3. 髪

長髪は束ねるかアップにして、こぎれいにまとめて清潔感を出します。カラフルな毛染めは、清潔感を損なうので、やめましょう。

4. 強いにおい

衛生面での身だしなみとして、たばこやニンニクによる口臭は避けましょう。明朝にアロマトリートメントの施術予定が入っている場合は、夕飯に多量のニンニクを摂取するのは避けます。

また、香りの強烈な香水の使用は、患者・利用者の気分を不快にさせますし、アロマの香りを損なうので、使用は避けましょう。

5. 施術前後の手洗い

施術前後には手を洗い、清潔にします。手が洗えない環境の場合は、ウェットティッシュを用意して手を拭きます。

コミュニケーションツールとしてのアロマトリートメント

❖患者・利用者と信頼関係を築くためにアロマトリートメントを用いる

アロマトリートメントは、ブレンドオイルでマッサージをする"タッチング"であり、"触れるケア"の１つです。施術する看護師・介護職の"触れる手"から、「相手に対するやさしさ」「相手に対する思いやり」「相手を大切にしているメッセージ」が、施術を受ける患者・利用者に伝わります。施術者の気持ち

が、会話をしなくても、無言でも、相手に施術する手を通して伝わる非言語的コミュニケーションなのです。たとえ会話ができなくても、看護師・介護職の触れ方1つで、「相手のつらい症状を少しでもやわらげたい」「少しでもよくなってほしい」という思いが伝わります。

　アロマトリートメントは、施術する側と受ける側の間に言語がなくても、十分にコミュニケーションができます。施術をする側の手、特に手のひらから発信してコミュニケーションをするのです。例えば、施術する人が仕事の忙しさから、マッサージをする手に気持ちがこもっておらず、速いリズムでトリートメントする手に集中せず、他方を向いた施術をすれば、患者・利用者はマッサージを受ける手のひらからルーティンワークとしての業務を感じるでしょう。これでは信頼関係は築けません。

❖ 高齢者と信頼関係を築くために　　アロマトリートメントを用いる

　高齢者は、老化による機能低下や疾病に伴う障害などにより、視力・聴力の低下、言語障害や認知障害などが生じて他者とのコミュニケーションが困難になり、意思の疎通がうまくいかない場合があることを、看護師・介護職は理解しておく必要があります。看護師・介護職は、相手の言葉の速度、声の強弱、言葉の調子などから気持ちを理解しようとしますが、高齢者や脳卒中の後遺症で言語障害がある場合は、自分の気持ちを相手に伝えることが難しく、看護師・介護職が正確に理解することは困難です。

　高齢者の不可解な行動には、何らかのその人なりの意味と理由があります。その行動の意味が何であるかを正確に知るためには、看護師・介護職のコミュニケーション能力が必要です。人生の先輩である高齢者の自信と誇りを奪うことなく、理解しようとする姿勢をもつことが第一歩です。このコミュニケーションを円滑に行う方法の1つとして、アロマセラピーがとても役立ちます。

　非言語的コミュニケーションであるアロマトリートメントは、前述のように、お互いの間に言語がなくても、施術する手から発信してコミュニケーションをすることができます。施術の時間をかけるのではなく、気持ちをかけるのです。

　気持ちよさを与えるアロマトリートメントの手技の基本は、手のひらをできる限り密着させる動作（ストローク）であるエフルラージュ（軽擦法）です。施術部位への密着面積が広ければ広いほど、気持ちよさが伝わります。このストロークは、施術する側も受ける側もお互いが気持ちよくなる最も重要な動作

です。コミュニケーションが難しいと感じる高齢者に、心を込めてエフルラージュをゆっくりと何回も行ってください。施術している間、高齢者は若年者と比較すると、よく話をします。自分の話を聴いてもらいたいのです。

　施術は単発ではなく、定期的に行うことで心身の緊張がやわらぎ、リラクセーション効果や症状緩和につながります。高齢者の立場になって考えてみてください。いつも忙しく働いている看護師・介護職が、自分のために心地よいアロマトリートメントを定期的にしてくれたら、それがたとえ5分間であってもうれしいことです。この5分間は、高齢者にとって貴重な5分間になります。たった5分間でも気持ちは十分に伝わるのです。

引用・参考文献

1）デジタル大辞泉, 小学館.
2）伊藤まゆみ編：看護に活かすカウンセリングⅠ, p.61-62, ナカニシヤ出版, 2014.

Part 5

2 専門職業人として看護職が行うアロマセラピー

看護職と専門技術

　筆者の娘が看護大学4年生だったときに、筆者が「看護師はプロ意識をもって働かないといけないよね」と言ったところ、「プロって何なの？　どんな仕事もプロでしょ？　看護師だけがプロではないし、お母さんはよくプロ意識って言うけど、いったい看護師のプロって何なの？」と反論されたことがありました。言われてみると確かに、どの仕事であっても、職業として働くときにはプロである専門職に違いありません。石村氏[1]は、「専門職化ということばは、特定の職種が全体として専門職（profession）になること、他に、特定の個人がある特定職種の専門職人（professional）になること」と言っています。看護職は特定職種の団体ですから、プロ集団であり専門職だといえます。また、「特定職種の専門職人」は「専門職業人」といえます。

　加納氏[2]は、各々の医療専門職が担当する専門技術を、①からだのケア技術、②生活のケア技術、③こころのケア技術、の3項目に分け、さらに下位項目に分類して図示しています（図2-1）。この図から、看護師・助産師・保健師は、からだのケア技術、生活のケア技術、こころのケア技術の3つを統合した専門技術を有する専門職であることがわかります。医師、介護福祉士、ケアワーカー、ケースワーカー、カウンセラーは、特化した専門技術としてのケア技術を有する専門職です。しかし、看護師は特化した専門技術を有するのではなく、各々の専門技術を有している専門職と協働しながら、全体を統合して取りまとめ、患者・利用者の日常生活の援助をしていく専門職といえます。そのためには、コミュ

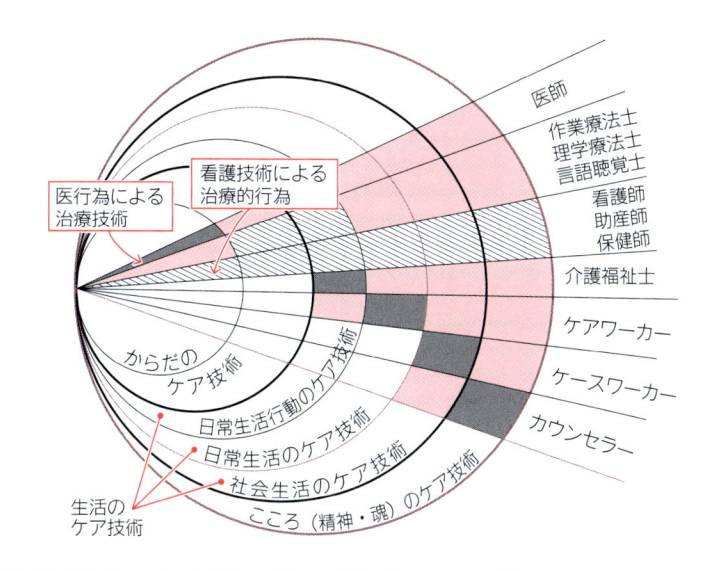

図 2-1　看護専門職としての看護技術

（加納佳代子：看護専門職としての看護技術—看護専門技術者の育成をめざして．看護教育，38（11）：887-901，1997 より改変）

凡例：■ 専門技術を提供する上で必要な技術　▨ 各専門技術を統合した技術　■ 専門技術としてのケア

ニケーションスキルが不可欠になります。

ボディランゲージとしてのアロマトリートメントの活用

　近年、「若い看護師が高齢の患者とうまくコミュニケーションができない」ということが指摘されています。以前、ある総合病院の外来看護師長から、若い看護師のコミュニケーション不足による患者とのトラブルがあることを聞きました。それは、その看護師の性格に原因があるだけではないように思います。

　日本の現状は、核家族化や少子化に伴い、家庭の構成人数が少なく、祖父母といっしょに生活をすることが少なく、広範囲な年齢幅の人とのかかわりや交流が減少していることに伴い、コミュニケーション能力が明らかに低下しているのではないでしょうか。若くて経験が少ない看護師にとって、さまざまな経験豊富な専門職と会話をすることはとても緊張することです。また、おじいちゃん、おばあちゃんといった高齢者とは年齢差がありす

ぎて、共通の話題もなく、どのような内容を話してよいかがわからないということも事実です。このような状況下では、言語的コミュニケーションはなかなか成立しません。毎日の看護業務が忙しいこともあいまって、看護師は病室で看護業務のみを行い、退室することになるのです。何を話してよいかわからないから、患者・利用者のそばにいられないのです。これでは人間関係が築かれず、かえって「あの看護師は、話もしない。私のことが嫌いなのね」と、患者・利用者から誤解されかねません。

　このように、患者・利用者に対して「会話をしたい」との思いがあっても、どのように表現したらよいかわからないというときには、非言語的コミュニケーションでもあるアロマトリートメントを行うことをお勧めします。アロマトリートメントはまさにボディランゲージであり、施術する手を通して「あなたのことを大切に思っていますよ」と相手に伝えることができます。しかしそのためには、実際に施術の基本を学び、ボディランゲージを用いて気持ちを表現する技術を習得することが必要になります。

　ジュリアス・ファーストは、ボディランゲージについて、「人間が内面的・感情的なメッセージを下界に伝達するのに自分のからだの一部、あるいは全部を使ってする、非反射的運動もしくは反射的運動をすべて包括しているもの」[3]と言っています。ですから、「あなたのことを大切に思っている」という感情は、言葉に限らず身体を使って表現できるのであり、言葉がなくてもアロマトリートメントで感情を十分に伝えられるのです。ボディランゲージであるアロマトリートメントは、触れ方1つで、よい感情や悪い感情が伝わっていきます。

　例えば、施術する手は、自分の気持ちを言葉で表現する口だと思ってください。「やさしく、ゆっくりと、手のひら全体をなるべく患者・利用者に密着させる動作のエフルラージュの手技で施術を行う」ことは、「やさしくゆっくりとした口調で会話し、患者・利用者のそばにいて寄り添う」のと同様のことをしているのです。会話の媒体として非言語的（言葉に頼らない）コミュニケーションであるアロマトリートメントを用いているか、言葉を用いたコミュニケーションで患者・利用者のそばに寄り添っているか、の違いです。つまり、コミュニケーションをしていることは同じですが、媒体が違うだけです。コミュニケーションは、そのときの患者・利用者の心身の状態に応じて、より深い人間関係を築くために、言語にするか、非言語にするか、混ざり合ったものにするかを決定していけばよいと思います。

チーム医療とチームケア

❖チーム医療・チームケアの実際

　2010（平成22）年の厚生労働省による「チーム医療の推進に関する検討会」以降、多職種メディカルスタッフによるチーム医療が促進されてきています。医療が高度化し、医療の質や安全性の向上に伴う業務が増大・拡大することで、各職種の専門性を生かして互いに連携する必要性があるからです。

　チームケアは、多職種連携や多職種協働によって構成されるチームで行われます。介護保険制度の中では、医療、保健、福祉の専門職は密接につながった１つのチームと考えられ、チームケアは介護サービスを提供するうえで必要不可欠です。コーディネーター役となるのは介護支援専門員（ケアマネジャー）で、患者・利用者やその家族に対して、医療、保健、福祉などの専門職との橋渡しをする役目を担います。最近では、医療・福祉・介護関連のさまざまな困難事例や虐待事例など、専門職が互いに情報を共有し交換しながら、個々のケースを通じて支え合い、担当者会議を開いてチームケアを実践することが増えています。多職種連携や多職種協働のチームでかかわらないとサポートが難しい事例や、サポートする専門職自身が金銭問題や家族間のトラブルなどに巻き込まれるケースがあるからです。

　Part 1-4で示したように、今後の日本における2025年問題を考えると、在宅ケアの充実が重要項目となります。そのためには、チームを形成する構成員全員が、各自の専門性を発揮して協働し、患者・利用者や家族にかかわっていくことが必要です。さらに、チームという組織が、"学習する組織"に成長していくことも大切です。それには、チーム全員が共有のビジョンをもっていなければなりません。

　例えば、「できる限り在宅で穏やかな看取りをさせたい」というビジョンを掲げたとして、それをチーム全員で共有するには、どうすればよいでしょうか。以下のような方法が考えられます。

①チームリーダー（一般的に、重症度が高い患者・利用者の場合は医師がリーダーシップをとるケースが多いですが、通常はケアマネジャーがチームリーダー兼コーディネーターを務めます）を中心に、患者・利用者や家族の状態を把握し、ニーズを確認して、どのような専門性のあるチームメンバーが必要であるかを検討し、チームを編成します。

②チームの構成員各自が専門性を発揮して、自宅での看取りに向けて各々の情報を交換

し、共有します。そのためには、定期的に、あるいは患者・利用者の状況が変化したときなどに、担当者会議が必要になります。しかし、在宅療養の場合は病院と違い、一度に多職種が集まれる日程や時間の調整が難しいため、メール、FAX、電話などを利用し、情報交換をしつつ情報を共有します。また、患者・利用者や家族のニーズを常に確認して、ニーズに応じたフォーマル、インフォーマルの専門家を含めてチームの一員に取り入れて、1日でも長く穏やかな療養生活が営めるようにしていく視点が、今後につながっていきます。

③チームが学習する組織になっているかどうかを評価することも必要です。チームメンバー各自が"在宅での看取り"を実現するために死生観をもち、共有ビジョンと自己実現を常に考え、患者・利用者や家族の意向を確認しながら、チームとしての学習を積み重ねていくことが大切です。そうすることは、患者・利用者や家族の満足感にもつながっていきます。未熟な組織でも学習をし続けることで成長し、さらなる専門性と独自性が発揮でき、お互いが支え合う組織になっていくのです。

表 2-1　医療チームにナースセラピストが入るメリット

1. 看護師のセラピストなので、在宅支援診療所の主治医や訪問看護師は、医療従事者としての守秘義務をもとに、安心して身体情報や家族の状況などを提供し、情報を共有できる
2. 医療従事者のセラピストなので、患者・利用者や家族も身体のことを安心して任せられる
3. チームの一員としてサポートしてくれるので、身体状況の変化や急変時なども安心していられる
4. 香りのリラックス効果やアロマトリートメントにより症状がやわらぎ、患者・利用者や家族から喜ばれる

❖医療チームの一員としてナースセラピストが行うアロマトリートメント

在宅のチームケアを支えるメンバーは、医師、訪問看護師、ケアマネジャー、介護職が中心になり、必要時は他の専門家のメンバーが加わり、患者・利用者や家族を支えています。最近は、看護師のセラピスト（筆者は"アロマセラピスト＆リフレクソロジスト"として長年在宅ケアに取り組んでいます）という職種が、医療従事者から依頼を受けて、チームの構成員として加わることがあります。

補完代替医療であるアロマセラピーやリフレクソロジーの施術は、現在は保険適用でないため、有料扱いになりますが、**表2-1**に示すようなメリットがあります。しかし、有料であることから、「頻繁に入ってもらいたい

けど、金額のことを考えると月に1～2回程度しかお願いできない」という患者・利用者や家族からの声があるように、保険適用でないことによる金銭的な負担から躊躇することがあるのが現状です。

専門職業人として看護職が行うアロマセラピー

　2008年3月27日の朝日新聞の「ニッポン人脈記」で川嶋みどり氏は、「手をあてて、それが看護」という表題で、緩和ケア病棟に舌がんで入院した夫の付き添いをしたときの看護師の行動について綴っています。「一番ショックだったのは、せっかくの緩和ケア病棟なのに機械やくすりばかりで、肝心の、手でふれるケアがほとんどなかったこと」、さらに「医療のIT化でモニター画面を見る時間が長くなり、なまけているわけではないのに、手でふれるケアがおろそかになっている」と記しています。この記事を読んだときに感じたのは、アロマトリートメントで患者にやさしく触れていることは「手あて」であり、「看護」ではないだろうかということでした。

　患者がつらいと感じているときに、そっと患者にやさしく手をあてることができるかどうかなのです。忙しく仕事に追われすぎていると、心のゆとりがなくなります。マザーテレサは、「私たちは忙しすぎます。微笑みを交わす暇さえありません」と言っています。確かに、日常の看護業務に追われる日々で、患者を思いやるゆとりがもてないかもしれません。しかし、忙しいからといって、患者である人を見ず、流されて仕事をしていては、自分がつらくならないだろうかと思います。

　筆者がアロマセラピスト養成学校で看護師に指導をしているときのことです。ある生徒（看護師）が、「アロママッサージを患者さんにしていたら、看護師長が入ってきて、『○○さん、アロママッサージなんかしていないで、看護をしなさい』って言われたのです…」と言いました。この看護師は、「患者さんの痛みが少しでも楽になるように」と思い、アロマトリートメントをしていたそうですが、師長の言葉から想像すると、「患者のつらいところに手をあてることは看護ではない」と、この師長は考えているように思えたそうです。

　保健師助産師看護師法の第1章 総則 第5条では、「『看護師』とは、厚生労働大臣の免許を受けて、傷病者若しくはじょく婦に対する療養上の世話又は診療の補助を行うことを業とする者をいう」とあります。筆者は看護の基本は、"療養上の世話"ができる人間性のある看護師のうえに成り立つものであると

memo

ナースセラピストが行うメディカルアロマトリートメント

　ナースセラピスト（看護師のセラピスト）という言葉は、登録され一般化されている言葉ではありません。看護師だけではなく、アロマセラピストだけでもない人材で、看護師資格を有したプロフェッショナルなアロマセラピストのことを、筆者は"ナースセラピスト"とネーミングしています。看護師もアロマセラピストも、それぞれが専門技術を確立した"専門職業人"です。とすると、医療従事者のアロマセラピストの特殊性は、身体状態をアセスメントしたうえで、ブレンドオイルを用いて心を込めてアロマトリートメントを行い、症状緩和へ導くことだと考えます。看護師もナースセラピストも、ともに患者の身近な存在で、疾患、病状、治療状況、家族の状態など患者の全般的なことを熟知してケアにあたります。

　一般的に看護師は、「数回のアロマトリートメントの講習を受ければアロマセラピストと同等の施術ができるのではないか」と考える傾向がありますが、これは間違いです。例えば、英国の国際アロマセラピスト連盟（IFA）認定アロマセラピストになるには、アロマのスクールで1年以上の教育期間を要し、認定試験を受けて資格を取得しなければなりません。この資格を取得するには100万円程度の学費も必要となりますから、入校する目的が明確であることが必要です。

　もし看護師がアロマセラピーを学ぼうと考えて、エステティックアロマセラピーを学んでしまった場合は、臨床現場での患者の施術に自信がもてないことがあるので、メディカルアロマセラピーが学べるスクールで実技指導を受けるとよいでしょう。

思っています。ナイチンゲールは、患者の環境を整えることを重要項目として考えていますし、それは療養上の世話に通じています。日本の医療は高度成長期以降、IT化・機械化・便利化になっていますが、看護師だからできる療養上の世話を大切にしていくことが、看護の仕事の専門性ではないでしょうか。患者・利用者の心配や不安な気持ちを感じ、痛みがあることを察知したら、5分間でもいいので、患者・利用者にやさしくそっと手を差し伸べることができる勇気をもった看護師のアロマセラピストになってほしいと思いますし、そのように指導をし続けたいと思います。

日常ケアにアロマセラピーを導入するためには

　アロマセラピーを行うためには、必ずアロマスクールに通わなければならないわけではありません。アロマのプロにはならなくても

いいけれども、日常のケアにちょっとアロマケアを導入したいと考える看護師・介護職も多いでしょう。そのような方には、以下の方法をお勧めします。

- Part 2「日常ケアで取り組めるアロマセラピー」のうち、アロマトリートメント以外は、実技学習でなくても、本や映像教材などで学ぶことが可能です。
- アロマトリートメントの手技は、本や映像教材ではほとんど学べません。特に患者・利用者への施術は、若い人や健康な人への施術とは手技や細やかな配慮がまったく異なるため、実際に実技講習を受けることが必要です。
- 実技指導を受ける場合は、アロマの臨床経験が豊富なアロマセラピストから指導を受けることが重要です。健康人ではなく、高齢者や病気で症状がある患者・利用者を施術するので、エステティックアロマセラピストによる指導ではなく、できれば医療従事者のアロマセラピストから指導を受けることをお勧めします。同じ職場にナースセラピスト、あるいは臨床経験があるアロマセラピストがいれば、その人から指導を受けてもよいでしょう。
- プロフェッショナルのアロマセラピストになるのでなければ、講習期間は短期間（1週間以内）でも構いません。
- 看護師・介護職がアロマの講習を受講することが勤務の都合などで難しい場合は、講師を職場に呼んで受講してもよいでしょう。たくさんの看護師・介護職が受講することが可能になります。
- アロマを日常のケアに導入するのであれば、多くの手技を学ぶことは不要です。基本はエフルラージュです。心を込めてやさしく気持ちよさを与える施術を行うことが重要です。施術のコツをアロマの講習から学びましょう。
- 高齢者施設では、アロマセラピーを行うことを特別なことと考えてしまいやすいですが、そうではなく、「介護ケアを行うときにできるアロマセラピー」として行うとよいでしょう。よって、利用者を抽出してアロマセラピーを行うというよりは、浮腫や不眠などの症状に働きかけるケアを行うことで、多くの利用者を対象とすることができます。簡単に行えることを介護に加えていくという気持ちでトライしてみましょう。

引用・参考文献

1）石村善助：看護の専門職化, 病院, 32（5）：24-27, 1973.
2）加納佳代子：看護専門職としての看護技術—看護専門技術者の育成をめざして, 看護教育, 38（11）：887-901, 1997.
3）ジュリアス・ファースト（石川弘義訳）：ボディー・ランゲージ, p.18, 読売新聞社, 1971.

症状に応じた
アロマセラピーの
実際

Part 6

Part 6

痛み

1

　メディカルアロマセラピーは、「香り」と「アロマトリートメント」で痛みをやわらげる効果をもっています。痛みを訴える患者・利用者に対してメディカルアロマトリートメントを行うことで、かたい雪がゆっくりと解けるように心身の緊張をほぐしていきます。緊張が少しずつほぐれてくると、痛みも徐々にやわらいでくるのです。

痛みの存在を知る

　痛みは、大別すると「急性疼痛」と「慢性疼痛」に分かれます。急性疼痛について平木氏[1]は、「治療で痛みの原因を取り除けば痛みが消失するものである」と定義しています。また、慢性疼痛について国際疼痛学会は、「治療を要すると期待される時間の枠組みを超えて持続する痛み、あるいは進行性の非がん性疾患に関連する痛み」と定義しています。

　痛みは個人によって非常に異なる主観的な感覚であり、継続的かつ難治性であるため、周囲の家族や医療従事者でさえ理解が難しいことがあります。外見的につらそうな表情をしている人や杖歩行で必死に歩いている人を見ると、「痛みがあってつらそうだなぁ」と直感的に感じますが、痛みの強度は本人しかわからないのです。ですから、外見的に見える痛みはほんの一部です。

　がん患者の痛みは、急性疼痛と慢性疼痛が混ざり合った状態であるといわれ、がんそのものによる痛み、がんの治療に伴う痛み、がんとは関係のない痛み、に分けることができます。その中で、がんそのものによる痛みであるがん疼痛は、以下の病態に分類できます。

1 痛み　127

✤ がん疼痛の病態と特徴

1. 侵害受容性疼痛（nociceptive pain）

侵害受容性疼痛は、体性痛と内臓痛に分けられます。

[体性痛（somatic pain）]

がんが筋肉や骨、皮膚、粘膜に浸潤して生じる痛みです。疼痛部位は病変部位に限局した鋭い痛みで、「うずくような痛み」「さしこむような痛み」と表現されます。腫瘍が骨に浸潤した骨転移の部位に痛みがみられ、体動によっても増強します。

[内臓痛（visceral pain）]

消化管などの管腔臓器の伸展などによって起こる痛みです。疼痛部位が明確ではなく、「鈍い痛み」「重苦しい痛み」「深い痛み」と表現され、吐気、嘔吐、冷汗を伴うことがあります。

2. 神経障害性疼痛（neuropathic pain）

末梢神経や中枢神経の損傷や障害によって生じる痛みです。疼痛部位は神経の支配領域に一致して表在性に放散する痛みで、「灼熱痛」「刺すような痛み」と表現されます。

✤ トータルペイン（全人的苦痛）

1. がん患者におけるトータルペイン

がん患者の痛みは、身体的な要因から生じる痛みだけではなく、精神的・社会的・霊的（スピリチュアル）な要因が複雑に絡み合って表出されるため、トータルペイン（total pain；全人的苦痛）としてとらえることが重要です（**図 1-1**）。

[身体的な痛み]

身体的な痛みは、がんに起因する痛みとそれ以外の痛みがあります。がんに起因する痛みとしては、前述したがん疼痛によるもの、がん以外の痛みとしては、手術や放射線治療などのがん治療や褥瘡などの全身状態の悪化に起因した痛み、身体症状として全身倦怠感、便秘、不眠、嘔気・嘔吐、浮腫などのさまざまな症状も入ります。

[精神的な痛み]

精神的な痛みは、不安、孤独感、いらだち、うつ状態、ボディイメージの変化による絶望感など、精神面でのさまざまな痛みです。

[社会的な痛み]

社会的な痛みは、社会的な地位の喪失や家計の心配、家族の心配や家庭での役割の喪失、疎外感、孤独感など、社会的な状況の変化や

身体面
痛み以外の症状
がん治療の副作用
不眠と慢性的疲労感

精神面
診断の遅れに対する怒り
効果のない治療への怒り
ボディイメージの変化
痛みと死に対する恐怖
絶望感

トータルペイン 全人的苦痛

社会面
家族と家計についての心配
職場での信望と収入の喪失
社会的地位の喪失
家庭での役割の喪失
疎外感、孤独感

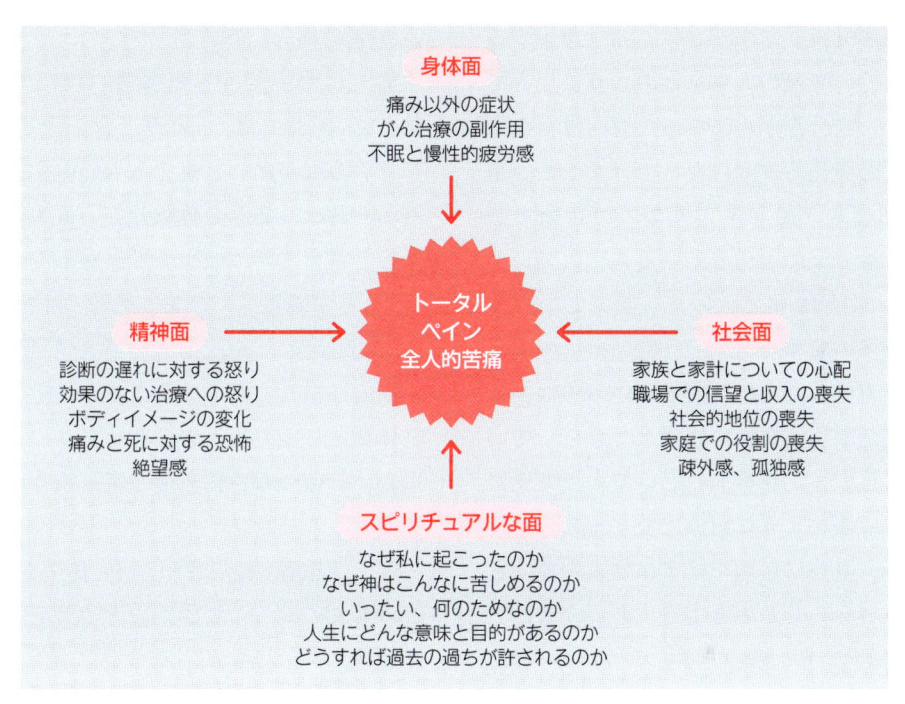

スピリチュアルな面
なぜ私に起こったのか
なぜ神はこんなに苦しめるのか
いったい、何のためなのか
人生にどんな意味と目的があるのか
どうすれば過去の過ちが許されるのか

図 1-1　トータルペイン

(Twycross, R., Wilcock, A.（武田文和監訳）：トワイクロス先生のがん患者の症状マネジメント，第 2 版，p.14, 医学書院，2010 より改変)

家族関係などの痛みです。

[霊的（スピリチュアル）な痛み]

　霊的（スピリチュアル）な痛みはさまざまな解釈がありますが、例えば「家族に迷惑をかけながら生きていても仕方がない」「苦しみながら生きている意味は何なのか」といった自己の存在に関する痛みです。「死んだら自分はどうなるのか」といった死後の世界の宗教的な側面もあります。

　トータルペインは、がん患者の痛みの存在を表すときによく使われますが、がん患者に限らず、痛みがある高齢者や慢性疼痛患者にも共通しています。最近は、がんは生活習慣病であり、慢性疾患であるともいわれています。以前のように「がん＝死」という表現が当てはまらなくなってきているのではないでしょうか。

　がんという告知を受けるとショックを受け、目の前が真っ白になる状況は以前と同様

かもしれません。ですが、すぐ死を連想するのではなく、今後の人生をどのように生きていくのか、自分ががんになった原因は何なのだろう、と考えるようになってきました。筆者の周囲でも、20年前に乳がんで手術をしたけれども元気で生活している人、大腸がんで手術して早10年で、いまも元気というような人が多いです。

　がんを克服した人に共通しているのは、自分の食生活や生活習慣に注意して暮らしているという点です。精神面においても、家族に迷惑をかけないように自分でできることは自分で行い、身体に無理をせず、物事を前向きに考え、自分らしく生きよう、という考え方の人が多いように感じます。こういう人は、自分ががんであることを長年の間に特別視しないようになり、がんは自分の身体の一部の存在という考えに変化していっているようです。長年のつらい検査や治療があり、それを乗り越えたからこそ、このような前向きな心境になれたのではないでしょうか。このような人たちを目のあたりにしていると、「本人の生きていく力」の強さと、人は「生かされている存在であること」を感じます。つくづく、「病は気から」という言葉が当てはまると思います。

2. 患者の痛みに向き合う

　痛みについて、疼痛看護の専門家であるMcCaffery氏[2]は、「痛みとは、それを体験している人が痛いと訴えるもののすべてである。それは、痛みを体験している人が痛みがあると訴える時はいつでも存在しているのである」と定義しています。患者・利用者が「痛い！」と訴えたら、本人の訴えを否定せず、全面的に信じて認めてください。その人の情動体験としての痛みの存在をありのまま受け止め、そのつらさにそっと寄り添う姿勢が必要です。

　例えば患者・利用者が、「私、体中が痛いの。どうしてなの？」と訴えたときに、看護師・介護職が「○○さん、痛そうに見えないよ。気にしすぎじゃない？」と答えたとします。この言葉を聞いた患者・利用者は、どのような気持ちになるでしょうか。きっと自分が否定されたと思い、怒りの感情がわき起こり、この看護師・介護職に対して「自分を理解してくれない人だから、話しても仕方がない」と考え、無言になったり言葉が少なくなったりするでしょう。結果的に信頼関係を築くことはできなくなります。

　まずは、相手の訴える痛みを認めて肯定しつつ、洞察していくことが必要です。本人しか理解できない何らかの痛みの原因は必ずあります。相手を認めることは、相手を信じて

いることですし、相手の人格を尊重していることになります。逆に、患者・利用者の訴えている意味を感じ取らず、忙しさにかまけて無視あるいは放置してしまうと、当然信頼関係は築かれず、結局は看護師・介護職の人格も尊重されないということにつながるのです。

　育った年代や環境が異なる相手を理解することは難しいかもしれません。しかしここで強調したいのは、相手を理解しようとする気持ちがあれば、それは必ずいつか伝わるのだということです。看護師・介護職も、いつの時点かはわかりませんが、病気になり高齢者になるのです。筆者はつくづく、「明日はわが身」と感じます。「自分が病気になったら、自分が言うことを相手に理解してもらいたい」と思うのであれば、先を歩いている人のことを理解しようと思う気持ちをもつことが重要なのではないでしょうか。自分の人格を尊重してほしければ、相手の人格を尊重することが必要だと思うのです。

痛みのケア

　高齢者はさまざまな疾患に関連した痛みをもつことが多く、痛みのメカニズムは各疾患の機序に応じて発生します。しかし、高齢者の痛みの特徴として、痛みが無症候性や無痛性で進行することや、疼痛閾値が低いことがあるため、些細な痛みの訴えにも真剣に耳を傾ける必要があります。さらに、痛みが3～6か月という長期にわたって持続し、数か月もしくは数年の間に繰り返し生じる慢性疼痛をもっていることも多く、痛みのために運動障害を生じ、日常生活動作（ADL）が制限されるケースもみられます。

　これらの痛みに対して、メディカルアロマセラピーは疼痛閾値を上昇させる因子（痛みがやわらぐ）の1つになります。理由としては、痛みをやわらげる薬理作用をもつ成分が脳に直接届いて痛みをやわらげること、気持ちよいアロマトリートメントを受けることで心身の緊張が解けて、痛みを感じる閾値が上がること、が考えられます。

❖ **痛みに対する
　メディカルアロマトリートメント**

1. 痛みのために動かさないでいると

　終末期の乳がん患者を例に考えてみましょう。右乳がんで腫瘍部位やその周囲に痛みがある場合、患者は痛みのために患部周囲の肩関節や右上腕を動かそうとしません。また、痛みが強度であればあるほど、家族や他者から触れられることで痛みが増強するのではないかと心配になり、触れられることを拒否する

ようになります。さらに、患者・利用者が医療従事者から病状や症状、セルフケアの方法などの適切な指導を受けていない場合は、自分で腫瘍部位やその周囲に触れることや、上肢や肩を動かしたり、マッサージをすることはよくないと思っているケースも多くみられます。

　患肢を動かさないようにしていると、その部位の血液循環が悪化し、創周囲の健常な部位までも硬くなり、筋緊張の状態を生じさせ、ADLが徐々に低下していきます。この状態のままであれば悪循環になり、鎮痛薬の効果にさえ影響を及ぼしていきます。

2. 施術により緊張を緩め、痛みを緩和する

　患者・利用者は痛みにより身体の緊張があり、腫瘍周囲が硬くなっていることがあります。腫瘍周囲を施術すると緊張が緩み、結果的に痛みの症状緩和につながります。

　もし、腫瘍周囲へのアロマトリートメントが必要であると感じられた場合は、主治医に施術の許可を得てから行います。

[右乳がん患者の痛みに対するアロマトリートメントの方法]

①健側からアロマトリートメントを開始する。頸部、健側の左肩から左上肢を施術して、患者・利用者がどのように感じているか確認する。症状がない健側は気持ちよく、心身の緊張が緩んでくる。

②健側を施術した後に、患側である腫瘍部位を除いた右肩から右上肢を"やさしく""ソフトに""ゆっくり"と施術していく。

　患者・利用者は、左右同じように施術を受けていても、患側の症状がひどければひどいほど感じ方は異なります。ただし、患肢への施術の際は、前述の注意事項を守ってください。炎症のある皮膚や熱感がある部位への直接の施術は禁忌です。

3. 複数の看護師が施術をする場合のポイント

　看護ケアとして複数の看護師が同一患者・利用者に施術を行うのであれば、手技は以下の方法がよいでしょう。

- エフルラージュ（軽擦法）の手技で、施術部位全体をマッサージする。
- ニーディング（揉捏法）の手技で、指を1本ずつていねいにマッサージする。

　患者・利用者にかかわる看護師全員が同じ施術を行うようにします。もし症状に応じて施術の方法を変えるのであれば、その患者・利用者にかかわる看護師全員が同じ施術ができるように方法を再検討します。

❖ 圧迫による痛みに対する
　アロマトリートメント

　長期臥床や同一体位による圧迫が原因の痛みもあります。大腸がんで腹水がたまっている要介護4（重度の介護を必要とする状態）のUさんを例に考えてみましょう。ADLは、ポータブル便器が何とか使用できます。Uさんが「左の下腹（鼠径部）が痛い」と訴えた場合、どのような施術方法を考えればよいでしょうか。

　まず、Uさんの基礎疾患を把握して、トータルペインの視点で考えます。生活習慣や行動パターンなども注意深く観察します。Uさんの生活習慣や行動パターンなどを注意深く観察すると、テレビがベッドの左側に置いてあるため、左側臥位でテレビを長時間見ていることに気づきました。その姿勢は、腹水で左下腹部を圧迫する体位であることが理解できました。

　そこで、主治医の許可を得て、両大腿部、臀部、腹部のアロマトリートメントを施術して緊張を緩め、「テレビを見るときはお腹を圧迫しないように」と姿勢を指導しました。1週間後に痛みの具合を確認すると、「前回のマッサージの日以降、左のお腹の痛みはなくなりました」ということでした。

　本事例は、同一体位による圧迫が痛みの原因であることを推測し、疼痛部位周囲の筋肉の緊張をやわらげることで疼痛緩和に導いたケースです。

❖ 慢性疼痛患者に対するアロマセラピー

　服部氏らが2004年に行った日本における慢性疼痛を保有する患者に関する大規模調査（n=18,300）によると、慢性疼痛の保有率は13.4%で、約1,700万人の慢性疼痛患者がいると推定しています[3]。看護の分野では、根本氏らが慢性疼痛ケアの看護文献について、「高齢者の疼痛に対する国内文献が少なく、多くはがん性疼痛で、ケア内容を含む文献はなかった」[4]ことを指摘しています。

　このように、慢性疼痛患者は、西洋医学に頼るものの、それだけでは痛みは緩和されておらず、痛みを緩和する方法に苦慮しているのが現状といえます。看護の分野においては、患者の「痛い」と言う訴えに対して、薬物療法以外に、看護ケアとして「さする」「症状に応じて冷やす、温めるなどの処置を行う」「患者の訴えをやさしく傾聴する」など、日常のケアの中で看護師が臨機応変に行っていることが考えられます。慢性疼痛に対してメディカルアロマセラピーによる"芳香"と"アロマトリートメント"で症状を緩和することができれば、痛みに苦しんでいる患者の疼痛緩和の方法の一助になると考えます。

痛みの症状緩和

痛みに働きかける施術には、ケアとして看護・介護ケアスタッフ全員で定期的にアロマトリートメントを行う方法と、痛みのある部位周囲に直接施術をする方法があります。

❖ ケアとして看護師・介護職が定期的にアロマトリートメントを行う

痛みのある部位周囲へ直接働きかけるのではなく、日頃のケアの一環として、例えばハンドトリートメントやフットトリートメントなどを定期的に行うことで、心身の緊張が緩み、結果的に痛みの緩和につながることがあります。手足の施術については、リフレクソロジー（反射療法）の視点から、特に手足の指1本1本をていねいにゆっくり、少し圧をかけながら押していくことは、頭部全体の器官の反射区（脳下垂体、眼、鼻、耳、歯などの頭部内の器官）を刺激し、血流を改善していくことにもつながります。

筆者は、ハンドトリートメントをしながら、患者・利用者の上肢の緊張度、関節や指の動き、皮膚の状態、動かしているときの表情など、施術前から施術後までの変化を観察していきます（図1-2）。気になる情報は記録に残します。

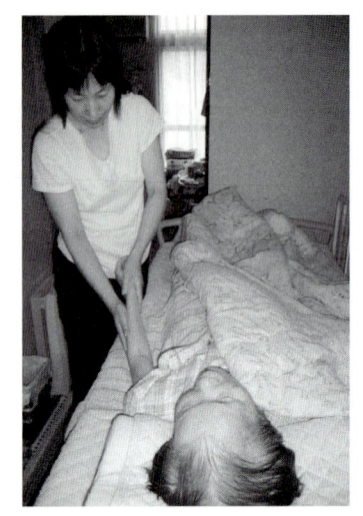

図1-2　ハンドトリートメントの様子
（進行性核上性麻痺患者の在宅での施術）

❖ 痛みのある部位周囲に直接アロマトリートメントを行う

痛みのある部位周囲へのアロマトリートメントは、例えば胃がんの患者で、腫瘍部位の胃部の痛みがある場合は、その周囲への施術はできません。しかし、オピオイド系の鎮痛薬を使用していると便秘になりやすいため、主治医の許可があれば、腹部のアロマトリートメントはできます。がん患者の便秘はイレウスを引き起こすことにつながるため、排便コントロールは重要です。また、がんがある胃の部位は施術できなくても、その周囲は緊張していますから、そこをやさしくアロマト

リートメントすることで、身体の緊張がやわらぎます。やわらぐことで、痛みの強さの感じ方が変化してきます。

　想像してみてください。例えば、苦痛を伴う検査や治療を受けるときは、心身ともに緊張しています。病気によっては、それが長く続く場合もあります。そうすると、身体はその間中、緊張状態が続くのです。重症であればあるほど、自分ではなかなか緊張を緩めることができません。そのときは、患者の好きな香りを使用して、やさしく気持ちがよいアロマトリートメントをすることで、心身の緊張が緩んでいきます。結果的に、患者が感じている痛みやつらさは、緊張を取り除くことで楽になることも多いのです。

　関節リウマチで手関節や手指関節が痛い場合は、その痛みのある部位に熱感がなく、主治医の許可が出れば、ハンドトリートメントをていねいに行います。施術の手技は臨床経験が豊富なセラピストから指導や訓練を受けて、学んでから行うことが必要です。

case 6　痛みが強い利用者へのアロマトリートメントと、死別後の家族へのグリーフケア

❖ 患者情報

　Nさん、76歳、女性、元看護師。主病名は多発性骨髄腫。訪問看護師から筆者に、「夫と2人暮らしの方で、薬の副作用による症状がつらくて、今後の心配もあり精神的に不安があります。症状緩和と精神面でのサポートが必要かと思い、本人にメディカルアロマのことをお話したら、受けてみたいとのことです」という紹介があった。訪問看護師は、本人や夫にプロフェッショナルな看護師のセラピストであることや、有料であることも説明していた。

　初回訪問したところ、Nさんは、サリドマイド薬の副作用による手のふるえ、手指の関節痛、頭痛、頸部から肩にかけてのコリや重だるさ、便秘、腰部痛、夜に起こる下肢のむくみ、さらに毎月定期的に数日間入院して副腎皮質ステロイドの点滴を受けることによる嘔気などに悩まされていることがわかった。鎮痛薬も服用していた。

　夫と2人暮らしで仲がよく、子どもがないことで、Nさんは後に残される夫のことを心配していた。はっきりした性格ではあるが、他人に気を使うタイプのようだった。ADLは、室内は杖なし歩行だが、外では杖歩行をしていた。

　施術に対しての希望を聞いたところ、「症状をやわらげてほしい」とのことだった。

❖ 初回施術

　Nさんの身体に触れてみると、長期間の

痛みによる全身の緊張状態が強く、表情もこわばり、身体はまったくリラックスできていない状態でした。まずは、全身の緊張をやわらげていくことを目的として、施術をしていくことにしました。

　初回時の精油選択は、Ｎさんが嗅いでリラックスする香りを選択してもらいました。オレンジ精油を選ばれたので、ブレンドオイルを作製しました。

　全身の緊張緩和を目的に症状に働きかけるため、アロマトリートメントとリフレクソロジーを組み合わせて60分間の施術を行いました。施術部位は、仰臥位で頭皮→頸部→肩部（頭痛と頸部から肩にかけてのコリに対する施術）→上肢（手関節痛と手指のふるえに対する施術）→腹部（便秘のための施術）→下肢（足部のリフレクソロジーで全身に働きかける施術と浮腫への施術）→左側臥位で腰背部（背部の緊張緩和と腰痛に対する施術）としました。

　また、顔の表情筋が硬く表情が乏しかったため、Ｎさんと相談して、2回目からは顔の施術を加えていくことを決めました。

[初回施術直後の反応]

　「はじめての体験でした。とても気持ちがよく、全身が軽くなった感じです。このまま続けて受けたいので、10日に1回の間隔で来てください」と言われ、継続的に施術を行うことになりました。保険がきかない有料サービスなので、あくまでもＮさんと家族の意向によります。

❖ 施術2回目以降

　2回目以降は、1回目の施術内容に顔の施術を加えて、10日に1回の頻度で在宅での施術を続けました。ブレンドオイルの精油は、毎回Ｎさんの嗜好とそのときの症状に応じて選択しました。ゼラニウム、オレンジ、マジョラム、ペパーミント（Ｎさんが好んでいた精油）、レモン、フランキンセンス、ローズウッド、プチグレンの中から3種類を選択して、ブレンドオイルを作成しました。顔用の精油は、プチグレンを好まれていました。

　施術10回目頃になると、①施術後は頭がすっきりする、②寝つきがよくなった、③背中の痛みがなくなった、④施術後の尿量と尿回数が増えた、⑤寝返りがしやすくなった、⑥身体が冷えなくなった、⑦歩行がスムーズになった、ことで、「夫といっしょに買い物に行きたい」と思えるようになり、外出ができるようになりました。また、血液検査データが基準値範囲内になったことで、それまでは5週間に1回病院で点滴治療を受けていましたが、施術17回目頃には数か月に1回の間隔に延び、喜ばれていました。

多発性骨髄腫と診断されてからは、旅行好きな夫婦が一度も旅行に行くことができていませんでした。しかし、施術を受けるようになってからADLが徐々に向上し、「旅行に行きたい」という気持ちになったことは、明らかにQOLの向上につながっていると思います。施術20回目を迎えた頃、「〇月△日の結婚50周年記念日に東京駅ホテルに宿泊する旅行」を計画し、無事に夫婦で1泊旅行に自力で歩いて行ってきました。これは、夫婦にとってかけがえのない最後の思い出旅行だったと思います。

　Nさんは、毎回のアロマトリートメントの日を待っていてくださいました。筆者は、訪問看護師とチームでお互いに情報を共有し、支え合いながらかかわっていきました。

　旅行から2か月後の正月、Nさんは自宅で急変して、食欲低下と歩行困難がみられるようになり、治療目的でかかりつけの病院に入院しました。しかし治療効果がなく、病状は悪化するばかりで、1月末に余命1週間と医師から宣告を受け、夫は自宅に連れて帰ることを決意しました。夫婦は、訪問看護師といっしょに自宅に帰宅しました。

　訪問看護師から筆者に電話があり、「Nさんは、アーアーとうなり声を上げ、追視もできないので眼は見えていないようです。『マッサージをしますか？』とたずねると、しっかりと2回、うなずかれました」との状況報告を受け、筆者はNさんの夫と電話で話し、数日後に訪問することにしました。訪問すると、夫は「夜もうなっているのです。苦しそうで、見ているのがつらいです…」と話しました。明らかにNさんの死が間近に迫っていることがうかがえる状況でした。

　筆者は、Nさんの人生最後の施術だと思いました。施術はいつもと同様に、頭皮→顔→デコルテ→上肢→腹部→下肢の順に40分間行いました。Nさんは頸部から肩甲骨の張りが強く、つらそうな状況で、アロマトリートメントを待っていた様子が読み取れました。施術後は、苦しそうなうなり声は消え、険しかった顔の表情もやわらぎ、穏やかな呼吸になりました。施術を隣で見ていた夫が、「つらそうで見ていられなかったけど、楽になって落ち着いてよかったです」とおっしゃいました。施術後のNさんは穏やかに眠ることができて、夫は安心したそうです。Nさんは翌々日に穏やかに永眠されました。

❖ 家族へのグリーフケア

　Nさんの他界から1か月が過ぎた頃、Nさん宅に弔問にうかがいました。弔問して患者・利用者の思い出話などを家族からうかがうことは、残された家族のグリーフケアにつながると思います。

Nさんの夫は、最期まで妻の病いと闘いましたが、夫自身も数年前に胃がんになり、食事や体調に気を配っておられたのです。自衛隊を定年で退職され、夫婦仲良く支え合い、一生懸命生きてこられた夫婦であったと思います。庭に大きな桜の木が植えられていたのですが、花が散って玄関まわりの階段が花びらだらけであることに気づき、夫は筆者が歩くときに滑るといけないと考えて、すぐにほうきで階段の花びらを片づけてくださったことを思い出しました。

❖ かかわりを通して

　Nさんには、初回から亡くなるまで、10か月間で27回施術をさせていただきました。プロのナースセラピストとしてのNさん夫婦とのかかわりは、柳田邦男氏がいう"2.5人称の死"（p.11参照）でありました。他人である3人称の死でもなく、家族である2人称の死でもなく、決して忘れることができない、思い出深い"大切な方の死"である、2.5人称なのです。

　アロマトリートメントで身体にやさしく心を込めたタッチをしていなければ、感じ取ることのできない感覚と思いがあります。アロマセラピーというコミュニケーションツールは、1人の命を大切に大切にていねいに育んでいくことができると思います。香りと心を込めたアロマトリートメントは、大事な1人の人にそっと静かに寄り添うことができるのです。

case 7　終末期利用者へのアロマトリートメントと、死別後の家族へのグリーフケア

❖ 患者情報

　Kさん、76歳、男性、胃がん終末期。軽度の関節リウマチの妻と2人暮らし。在宅ホスピスの医師から筆者に電話があり、「デュロテップ®パッチを貼用している胃がん末期の元薬剤師の方で、上下肢のむくみがあるので、アロママッサージをしてほしい」との依頼を受けた。

　Kさんは、がん終末期という告知を受けて、自宅で過ごすことを希望され、病院を退院して自宅療養していた。同じ県内に住む娘夫婦が両親を気遣い、ときどき自宅を訪問していた。

❖ 施術内容とその後

　Kさん夫婦はすでに主治医からアロマトリートメントの話を聞いていたので、はじめてのアロマトリートメントではありましたが、受け入れはスムーズでした。Kさんは口数が少なく、筆者の問いかけにうなずく程度でした。

がん終末期で、アロマトリートメントは初体験とのことなので、上肢と下肢合計40分の施術を行いました。植物油はホホバオイルとイブニングプリムローズを混ぜたものを使用し、精油はKさんに香りを嗅いでいただき、好きな香りのサンダルウッドと、むくみに対してうっ滞除去作用のあるサイプレスを2％でブレンドしました。

　アロマトリートメントの施術直後、下肢が軽くなった様子で、Kさんは退院後一度も上がったことのない2階の部屋に1人で上がって行き、降りて来ました。下肢の痛みもなかったそうです。妻は、Kさんは2階に上がれないだろうと思っていたので、たいへん驚いたとのことでした。その夜、娘夫婦が訪問し、家族4人で楽しい夕食のときをもちました。食欲のないKさんは、妻がワインを勧めても飲みませんでしたが、ともに席に着いていました。

　翌朝、Kさんがトイレに行ったきりなかなか出てこないので心配になり、妻が見に行くと、トイレ内で倒れていました。泊まっていた娘の夫（医師）が抱きかかえてベッドに連れて戻り、家族が見守る中で、Kさんは静かに苦痛もなく亡くなられたそうです。

　筆者は主治医から電話で、Kさんが亡くなられたという報告を受けました。主治医から「家族に囲まれ、とてもよい亡くなり方だった。あなたにとても感謝していたよ」と言われました。その後、筆者がKさん宅に電話をすると、Kさんの娘から「父の足は、むくみもなくとてもきれいでした。感謝しています」との言葉をいただき、アロマトリートメントの効果があり家族から喜んでいただけて、安心しました。亡くなられたことは残念ですが、家族で最後に貴重な夕食のひとときがもてたこと、最愛の家族に見守られながら息を引き取られたことは、Kさんにとってたいへんお幸せであったに違いないと思いました。Kさんは自分の死期をわかっていて、病院を退院してから2階の自室に上がりたくても下肢の浮腫で上がれなかったのが、アロマトリートメントをしたことで足が軽く楽になったため、最後に2階の自室に別れを告げに行ったのではないでしょうか。

　もし、Kさんが病院で死に瀕した場合は、このような家庭の温かさや思いやりの中で亡くなられることは難しかったでしょう。Kさんが死に場所を自宅と自己決定され、家族もそれを支持し、主治医もそれを理解してサポートし、症状緩和のためにアロマトリートメントを選んだことは、Kさんの最期のQOL向上につながったのではないかと思います。

♣ グリーフケア

　Kさんの四十九日の法要を済ませた後に、妻から筆者に「軽い関節リウマチがあるので、アロママッサージをしてほしい」との電話がありました。以降、妻が希望したときにアロマトリートメントを受けるようになりました。

　妻は1人暮らしになりましたが、物事を前向きに考え、元気に過ごされています。定期的なアロマトリートメントは、心身の調子を整える役目も担っているように思います。施術が終わった後に、Kさんの思い出話をしたり、リウマチの相談などをされることもありました。筆者が看護師であることで、安心して身体のことを聞ける、と喜ばれていました。

　いつものようにKさんの思い出話をしていたあるとき、妻は興味深い体験談を語ってくださいました。「ずいぶん前に、夫と私が九州の友人に、グレープフルーツの苗をプレゼントしたのよ。その苗は、何年経ってもグレープフルーツの実がなったことはなかったそうなの。そしたらね、夫が亡くなった後に花が咲いて、グレープフルーツがたわわに実ったんですって。友人がびっくりして、『ご主人が実をならせてくれたのよ』と、いっぱい送ってきてくれたの。それでね、実は食べて、皮はマーマレードジャムにしたのよ。」

　妻の話を傾聴することは、妻へのグリーフケアになります。筆者にとっても、大切な方の話を共有できることは、うれしいことです。妻は夫が他界してから、時折電話でアロマトリートメントを予約され、2年間で52回の施術を行いました。現在も元気に旅行に行き、生活を楽しんでいらっしゃるようです。

case 8　息苦しさと不眠・不安がある利用者へのアロマトリートメント

♣ 患者情報

　Sさん、71歳、女性。直腸がんで、肺・肝臓・骨盤に転移。腎瘻形成あり。

　胸水・腹水貯留などによる息苦しさなどがあり、がん専門の医療施設に1か月程度入院したが、Sさんは主治医と意見が合わず、自己退院した。息子が日本在宅ホスピス協会のホームページから在宅ホスピスの医師を探し、在宅での訪問診療が開始された。

　在宅ホスピス医から筆者に、「不眠や不安がある患者さんで、アロマトリートメントをしてほしい」との依頼があり、初回訪問した。

♣ 初回施術

　Sさんは在宅酸素療法とモルヒネの持続皮下注を行っており、訪問看護が入っていました。自覚症状は不眠、胸水貯留による息苦しさ、腹部の張り感、身の置きどころのないつ

らさなどでした。

　Ｓさんの身体が疲れないように話をうかがいながら身体を観察すると、両肩に鎮痛薬のケトプロフェンテープが貼られ、頸部から肩にかけてとてもつらそうな状態でした。それを考慮してアセスメントを行い、施術プランは、頭皮→顔→頸部から肩を含めたデコルテ（息苦しさのため）→腹部（便秘のため）→下肢（だるさが強いため）の40分間としました。

❖ 施術2回目以降

　Ｓさんは穏やかな方で、ご自分をしっかりおもちのすてきな女性でした。亡くなられるまでの2週間で5回のお付き合いでしたが、顔や頸部から肩にかけてのアロマトリートメントがたいへん気持ちよく、つらさも緩和され、毎回のトリートメントを楽しみにしていらっしゃいました。息子夫婦から、「トリートメントの後は気持ちがよいのか、静かに休むことができて、首から肩が楽になるようで、母は喜んでいます」との言葉をいただき、ナースセラピストとしてこんなにうれしいことはない、と感じるほどでした。

　亡くなられる1週間前から黄疸が出始め、最後の施術は亡くなられる2日前でした。訪問時、全身の黄疸が著明で、声をかけても返事がなく、身体はだらんとして自らはまったく動かず、呼吸状態も変化して回数が減っている状態でした。Ｓさんの意思確認ができないため、下肢のトリートメントのみとし、Ｓさんと家族に挨拶をして部屋を出ようとすると、驚いたことに、突然、顔を動かしたのです。Ｓさんの息子と筆者が「顔や首のトリートメントをしてほしいの？」とたずねると、はっきりうなずかれたので、頭皮・顔・デコルテのトリートメントをさせていただきました。筆者としては、呼吸状態も悪化しているのでどうかな、との思いもありましたが、Ｓさんのお気持ちを大切にして、息子からも「してください」ということだったので、させていただきました。

　亡くなられた当日、Ｓさんは会いたかったすべての人に挨拶をして、皆が帰った後、家族に見守られ、痛みもなく静かに"この方らしく見事に"お亡くなりになったそうです。主治医から、「すべてのことを済ませた後に亡くなられ、Ｓさんらしい、かっこよささえ感じられるような見事な最期であった」ことを知らされました。そのときの光景が目に浮かんでくるようでした。

＊

　患者・利用者が最期のときまでアロマトリートメントを希望され、最期までお付き合

いさせていただくことは、ナースセラピストとしてこのうえもない喜びです。一生懸命生きていらっしゃる患者・利用者やがんばって介護されている家族は真剣ですし、さまざまな不安をもっています。その方々に対して、筆者自身も真剣に真摯な気持ちで接しています。

大切なことは、真剣の中に微笑みとユーモアを忘れないことだと思っています。アロマトリートメントを患者・利用者の部屋でさせていただくとき、その場の雰囲気が別世界に、言ってみれば"アロマの世界"になります。ほとんどの場合、患者・利用者は静かに眠ってしまいますが、香りで空気・空間がゆったりとし、張りつめていた緊張感から患者・家族はアロマトリートメントの間だけでも解放されます。そのような穏やかな時間をつくり出すことも、ナースセラピストとして重要なことだと感じています。

引用文献

1）平木英人：慢性疼痛―「こじれた痛み」の不思議, 筑摩書房, 2012.
2）McCaffery, M., Beebe, A.（季羽倭文子監訳）：痛みの看護マニュアル, p.10, メヂカルフレンド社, 1995.
3）服部政治ほか：日本における慢性疼痛を保有する患者に関する大規模調査, ペインクリニック, 25（11）：1541-1551, 2004.
4）根本敬子ほか：慢性疼痛ケアに関する質指標の構築と標準化, 看護研究, 40（4）：357-369, 2007.

参考文献

1）塩田清二：〈香り〉はなぜ脳に効くのか―アロマセラピーと先端医療, NHK出版, 2012.

Part 6

浮腫（むくみ） 2

　浮腫は、血液循環と関係しています。血液は、動脈から毛細血管を通じて、細胞へ水分供給を行います。同時に、細胞内で不要になった水分は、90％が静脈、10％がリンパ管に戻って再び体内を循環しますが、戻るべき水分（細胞と細胞の間の水分で間質液という）がさまざまな原因によって血管外の皮下に過剰にたまってしまった状態のことを浮腫といいます。

　高齢になると、はっきりとした基礎疾患がなくても、下腿や足背の浮腫が目立ちます。その大部分は、運動量が減少してイスに座ることが多くなり、重力の影響で下腿中心にむくみが生じる「廃用性浮腫」で、圧迫を中心とした治療をすることで改善がみられます[1]。

全身性浮腫と局所性浮腫

　浮腫には、全身性のものと局所性のものがあります（表2-1）。

❖全身性浮腫

　全身性浮腫は、全身的に左右対称にむくみが生じ、特に下腿や足背に顕著に認められます。多くは内臓疾患やホルモン分泌異常などによる末梢循環障害によって生じることから、疾患が治癒すると浮腫も消失することが特徴です。広い意味で、腹水や胸水も浮腫に含まれます。

❖局所性浮腫

　局所性浮腫は、左右非対称に現れるので、局所的な原因が考えられます。主に静脈およ

表 2-1　全身性浮腫と局所性浮腫の種類

全身性浮腫	・心性浮腫（うっ血性心不全など） ・肝性浮腫（肝硬変など） ・腎性浮腫（腎障害、ネフローゼ症候群など） ・栄養性浮腫（低蛋白血症） ・内分泌性浮腫（甲状腺機能低下症など） ・薬剤性浮腫（消炎剤など）
局所性浮腫	・リンパ浮腫 ・静脈性浮腫（静脈瘤など） ・炎症性浮腫 ・アレルギー性 ・廃用性（長期にわたる寝たきり状態、麻痺など）

びリンパ管の輸送経路の障害によって生じます。

よくみられる全身性浮腫・局所性浮腫

❖ 起立性浮腫

長時間立ちっぱなしや逆に座りっぱなしが原因で、足の静脈に水分が戻らないために起こります。一般的に女性に多くみられます。

足の筋肉には、静脈血を心臓に戻すポンプ機能の役割がありますが、筋肉が乏しく運動不足になると筋肉のポンプ機能が働かず、足に静脈血が滞りやすくなります。その結果、静脈血の循環が悪化して浮腫が生じます。身体を動かして循環を改善することで軽減し、一晩寝ると翌朝には消えてしまいます。

❖ 心機能の低下による浮腫

高齢者は心臓病や加齢などが原因で心臓が弱ると、心臓のポンプ機能が低下します。それにより、足の静脈から心臓に戻る血液が戻りにくくなり、静脈圧が上がります。うっ血性心不全や心筋梗塞などで心機能が低下すると足がむくみやすくなり、寝たきりになると背中側がむくみます。

治療としては、利尿薬や強心薬などの薬物療法が中心になります。圧迫すると悪影響を及ぼすことがあります。

❖ リンパ浮腫

リンパ浮腫は、リンパ液の流れる経路であるリンパ管の流れが何らかの障害のために悪くなることにより、細胞と細胞の隙間に、たんぱく質や水分が排出されずに過剰にたまった状態になるために起こります。リンパ浮腫に関連する主要なリンパ管を図 2-1 に示します。

明らかな原因が不明で先天性と考えられるものを一次性リンパ浮腫、病気の手術などによる明らかな原因があるものを二次性リンパ浮腫といいます。

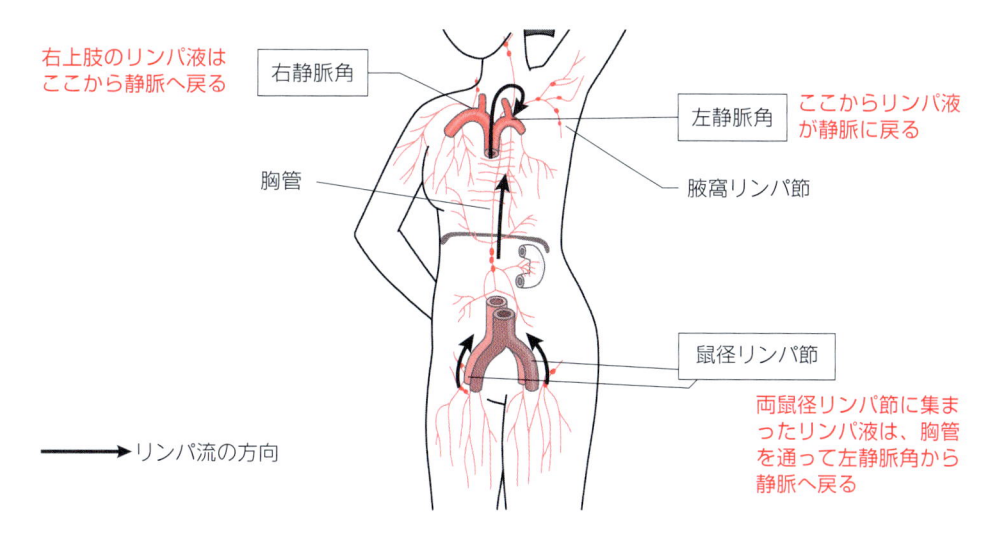

図 2-1　リンパ浮腫に関係する主要なリンパ管

（佐藤佳代子：リンパ浮腫治療のセルフケア，p.31，文光堂，2006を参考に作成／岩崎紀久子ほか編：一般病棟でできる 終末期がん患者の緩和ケア，第3版，p.113，日本看護協会出版会，2014）

1. リンパ浮腫の原因

リンパ浮腫が起こる原因としては、子宮がん、卵巣がん、乳がん、前立腺がん、皮膚がんなどの手術や治療でリンパ節郭清術や放射線治療を受けたことがあげられます。

発症時期には個人差があり、手術直後の発症や、10年以上経過した後の忘れていた頃に突然発症することもあります。また、旅行や引っ越しなどで重い荷物を運ぶなど、無理をしすぎることがリンパ浮腫発症のきっかけになることもあるため、注意が必要です。

2. 皮膚の色

静脈の流れが悪くなることにより生じる浮腫は、皮膚の色がどす黒くなります。しかし、リンパ浮腫は血液とは関係はありませんから、リンパ液がたまって皮膚の厚みが増してくると、透けて見えていた静脈が見えにくくなり、全体的に膨らんだように白っぽくなります。皮膚は膨らむことで薄くなり、刺激に敏感になります。

3. リンパ浮腫の病期

リンパ浮腫の病期は、0期からⅢ期に分類されます（**表 2-2**）。Ⅲ期に近づくに従い、線

維化が強くなると皮下組織の弾力性が損なわれます。また、炎症を繰り返し起こすことも、皮下組織が線維化する原因となります。

4. リンパ浮腫に伴う合併症

[蜂窩織炎]

リンパ浮腫を起こすとリンパ液の流れが停滞するため、虫に刺されたり、小さな傷があると、そこから細菌感染を起こし、むくんでいる部位の腕や足全体が炎症を起こします。症状としては、赤い斑点や広範囲に皮膚の赤みや熱感がみられ、痛みを伴います。時には38℃以上の熱が出ることもあります。

表2-2　リンパ浮腫の病期分類

0期	・無症候性で自覚症状がほとんどない状態 ・皮膚はやわらかく、浮腫を認めない
Ⅰ期	・水分が多く、多くは圧痕がみられる ・初期であり、四肢の挙上により改善する
Ⅱ期	・前期：圧痕が著明となり、四肢の挙上ではほとんど改善しない ・後期：皮膚の厚みが増し、硬くなり線維化がみられる。押しても圧痕がみられなくなる
Ⅲ期	・腕や足がさらに太くなり、皮膚の線維化が進行して、さらに皮膚が硬くなり、リンパうっ滞性象皮症となる ・炎症を起こしやすい

(International Society of Lymphology)

このようなときには、医師の診察を受け、リンパドレナージやアロマトリートメントは中断し、医師の指示を仰ぎます。処置としては、安静を保つ、冷やす、リンパ浮腫の部位を挙上するなどを行い、炎症が改善するのを待ちます。アロマトリートメントの再開は、医師の許可のもとに行います。

[リンパ管炎]

浮腫のあるリンパ管に炎症が起きて、熱っぽい感じがします。リンパ管にそって皮膚に線状の発赤がみられることが特徴的です。医師の診察が必要です。

[リンパ小疱]

浮腫のある皮膚の薄くやわらかいところに、小さな水疱ができます。Ⅰ～Ⅱ期の前期で、強い浮腫のために起こります。水疱の中はリンパ液です。水疱が潰れると感染を引き起こす可能性があるため、潰さないように気をつけて浮腫のケアをします。医師の診察が必要です。

[リンパ漏]

浮腫のある皮膚に小さな穴が開き、透明で黄色いリンパ液が漏れ出ることです。細菌感染を起こすと蜂窩織炎の原因になるので、リンパ液の流出部位の清潔を保ちます。医師の

診察が必要です。

[象皮病]

長期間細胞の隙間にたまったたんぱくや脂肪などが変性し、線維化が起こったり、皮膚が象の皮膚のように硬く厚くなります。医師の診察が必要です。

5. リンパ浮腫の治療

リンパ浮腫の治療は、以下の方法があります。

- **圧迫療法**：弾性ストッキング、多層包帯法などが一般的。
- **運動療法**：できるだけ大きくゆっくりと筋肉を動かすように運動する。
- **用手的リンパドレナージ**：医療用のマッサージ
- **スキンケア**：皮膚の清潔を心がけ、乾燥を予防し、傷つけないようにする。

6. リンパ浮腫時のメディカルアロマトリートメント

リンパ浮腫の患者・利用者へのアロマトリートメントは、病態とそのときの病状を把握していることが基本になります。看護・介護ケアとしてのアロマセラピーではなく、専門的な知識と施術手技が要求されます。施術者が看護師の場合は、もちろん患者・利用者の病態を把握していると思いますが、リンパ浮腫の施術はアロマセラピーを数回学んだだけではできません。看護師だから施術しても大丈夫ということではないのです。看護師に限らず、他の医療従事者やアロマスクールで学んだアロマセラピストでも、病気の人へのメディカルアロマトリートメントを行う訓練を受けたアロマセラピスト、あるいはナースセラピストでなければ、施術は難しいです。細心の注意を払いましょう。当然医師の許可が必要ですし、許可が出るまでは無理に施術することは避けましょう。

では、リンパ浮腫の場合、どのような状態のときならばアロマトリートメントが可能なのでしょうか？ リンパ浮腫による合併症がない場合には、ブレンドオイルを使用して施術できます。ただし、アロマトリートメントを否定的に考えている医師もいますし、リンパ浮腫に対してブレンドオイルの使用は"禁"と考えている看護師・医療従事者は多いので、必ず医師の施術許可を得てから行います。その理由としては、アロマオイルを使用することで、蜂窩織炎などの炎症を引き起こすのではないか、と考えられているからです。ブレンドオイルの使用と施術許可が出た場合のみ、行うようにしましょう。

リンパ浮腫の本などでは、「リンパ浮腫に対してアロマトリートメントは禁忌」と記載

されていることがあります。しかし、下記の5点が整っていれば、施術が可能と考えます。
  ①主治医の許可があること
  ②医療従事者のアロマセラピストであること
  ③メディカルアロマトリートメントができる訓練を受けたセラピストであること
  ④リンパ浮腫の病態と症状を理解していること
  ⑤チーム医療で情報共有と情報交換をしていること

以下に、リンパ浮腫および腹水がある患者にアロマトリートメントを行い、有効だった事例を紹介します。

case 9 乳がん終末期でリンパ浮腫がある患者へのアロマトリートメント

❀ 患者情報

Yさん、76歳、女性。右乳がんの終末期。20年前に右乳がんと診断され、5年前に手術、右腋窩リンパ節切除術と放射線治療を受けた。治療後にリンパ浮腫が生じたが、改善した。手術から5年後に、右上肢のリンパ浮腫が再発し、貧血もあり入院治療を受けたが、リンパ浮腫は思うように改善せず、終末期の状態にて退院し、在宅療養を選択した。利尿薬と心臓系の内服薬を服用し、トラスツズマブ(ハーセプチン®)注射を週1回行っている。

Yさんは独居であるが、近くに娘家族が住んでいる。しかし、娘が就労していることから、在宅での看取りは難しく、1日でも長くギリギリまで在宅で過ごし、最期は病院での看取りを希望している。

Yさんと家族は、病院の主治医から、リンパ浮腫ケアのためにナースセラピストである筆者を紹介された。

❀ 初回施術（8月18日）

Yさんは1人暮らしで、近くに住む娘を気遣い、娘に迷惑をかけないようにと思う穏やかでしっかりした性格の方でした。ADLは、自力で何とか室内歩行はできますが、右上肢（三角筋下部から前腕〜指まで）のポパイのようなリンパ浮腫（Ⅱ期前期）と、左上肢の軽度のリンパ浮腫（Ⅰ期）のために、仰臥位で寝ることはつらくてできない状態でした。寝るときは常時、ベッド上に座イスを置く姿勢が最も安楽であるとのことで、初回訪問時は介護用ベッドをレンタルしていなかったので、娘が自宅にある座イスを利用して安楽な姿勢を工夫していました。

両上肢はリンパ浮腫による合併症がないことから、以下の内容で施術を行いました。

● ブレンドオイル（1.5%）：スイートアーモ

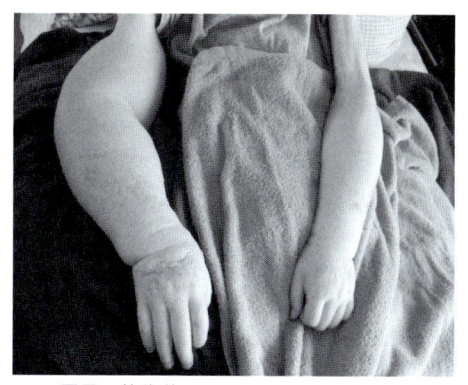

a：1回目の施術後 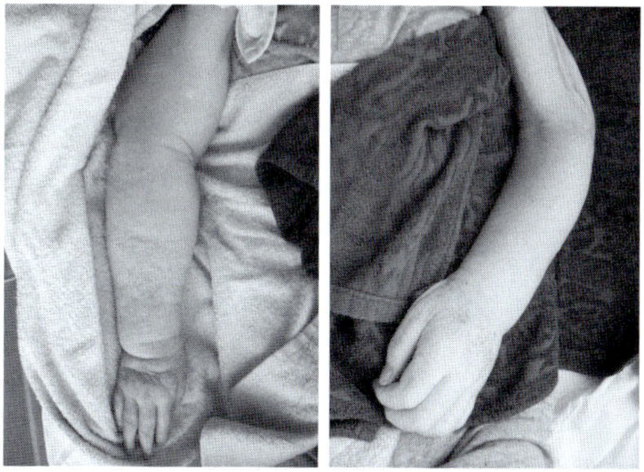　　　　　　　b：4回目の施術後

図 2-2　アロマトリートメントによるリンパ浮腫の変化（Case 9）

ンドオイル 10mL ＋オレンジ・スイート 2 滴＋レモン 1 滴
- 施術の姿勢：寝るときの安楽な姿勢と同様
- 施術部位・時間：上肢と下肢、併せて 50 分間
- 施術の手技：アロマトリートメントを中心に、軽くハンドとフットのリフレクソロジーを加えた。

1 回目の施術後のリンパ浮腫の状態を図 2-2a に示します。

[初回施術後の反応]

施術後、Y さんは「気持ちいい」と穏やかな表情で会話されました。施術 2 回目に初回施術の反応や体調をたずねると、「両手、特にむくみが強い右手が軽くなって、シワができた。手がつるつるしてきれいになった」とのことでした。

初回訪問後、筆者は紹介いただいた病院の主治医に電話し、「ハーセプチン®の抗がん剤を使用しているので、心臓に負担がかかるリンパドレナージではなく、アロマトリートメントを行いました」と状態報告をしたところ、医師は「アロマのほうがよいね」とのことだったので、2 回目もアロマトリートメントを続行することにしました。

「アロマトリートメントはリンパ浮腫に効果があるの？」と聞かれることがあります。確かにアロマトリートメントは、リンパを中心に働きかけることはしません。リンパ以外の筋肉・骨・腱・靱帯などに働きかけていきます。アロマトリートメントは、施術する手

2 浮腫（むくみ）　149

が中枢に向かうときは圧をかけますが、末梢に戻るとき（元に戻るとき）は圧を緩めます。この圧のかけ方は、患者の状態に応じてセラピストが判断して行います。1人ひとりの施術は個別性がありますし、身体状態が変化すれば、施術も変化するのです。ですから、アロマトリートメントは"オーダーメイド"なのです。

Yさんの場合も、訪問時にまず患者であるYさんの状態を観察し、Yさんや家族の話を傾聴して、施術プランを瞬時に立てます。Yさんに施術プランを説明して同意を得たうえで、施術を行います。

❖ 施術4・5回目（9月19日）

Yさんから「時間は50分で、内容はおまかせ」という施術希望がありました。Yさんの病状は悪化しており、貧血による輸血治療のために9月下旬に入院予定でした。

4回目と5回目は、セミファウラー位で上下肢の施術を行い、その後に端座位で頸部から肩部を施術しました。Yさんはアロマトリートメント中はウトウトと眠っていますが、病状が悪化しているせいか、10分程同一体位をしていると「お尻が痛い」と訴えるので、その都度体位を変えて施術を続行しました。終末期で死に瀕した患者の施術は、同一体位ではなく、その都度体位変換を行い、少しでも安楽な体位で施術をすることが基本となります。

また、乳がん患者の施術は、両上肢の浮腫の部位のみの施術だけではなく、頸部から肩部の施術が必要です。むくんだ患肢は、重たいがゆえに肩こりにつながるので、頸部から肩部の緊張をやわらげることが大切です。そのためには、圧をかけすぎず、やさしくエフルラージュを中心に行います。

4回目の施術後のリンパ浮腫の状態を**図2-2b**に示します。

Yさんは、9月下旬に病院に入院して、10月初めに他界されました。

case 10 胆道系がんで腹部・陰部・両下肢のリンパ浮腫がある患者へのアロマトリートメント

❖ 患者情報

Jさん、79歳、男性。胆道系のがん、肝硬変。若い頃に離婚して、男手1つで1人娘を育ててきた。娘は同市内に居住し、必要なときに訪問して世話をしている。Jさんは1人暮らしだが、きれい好きで自宅はきれいに整理整頓され、料理も上手である。

半年前から浮腫が出始め、腹部・陰部・両下肢のリンパ浮腫により、歩行しにくい状況である。下半身の浮腫があまりにひどく、パンツがはけず、T字帯を着用している。歩行

中に転倒してしまい、入院となった。日中は、膝下の弾性ストッキングを着用している。利尿薬を服用しているが、効果はみられていない状態であった。

退院後、地域包括支援センターの看護師から「やさしいアロママッサージであれば、主治医から施術の許可が出ましたので、訪問アロマをお願いしたい」との連絡が筆者に入り、訪問が開始となった。

❖ 初回施術（1月15日）

腹部・陰部・両下肢のリンパ浮腫があり、両側腹部と両大腿部の皮膚は硬く（Ⅱ期後期）、線維化の状態でした。両下腿の皮膚はややわらかく（Ⅱ期前期）、線維化には至っていませんでした。リンパ小疱やリンパ漏などの合併症はないので、ブレンドオイルは保湿効果の役割にもなると判断し、アロマトリートメントとリフレクソロジーを行うことにしました。Ｊさんは、「むくみを少しでもやわらげてほしい」との希望でした。そこで、以下の内容で施術を行いました。

- ● ブレンドオイル：スイートアーモンドオイル＋オレンジ・スイート（Ｊさんの好きな香り）＋サイプレス（静脈・リンパうっ滞除去作用がある）
- ● 施術の姿勢：仰臥位
- ● 施術部位・時間：下腹部のアロマトリートメント→両下肢のアロマトリートメントとリフレクソロジー→左右側臥位で側腹部と臀部、の順に60分間

施術後、Ｊさんは「軽くなった感じがする」と話し、1週間に1回の施術を希望されました。

❖ 施術3回目（1月30日）

筆者が訪問すると、玄関先でＪさんが「身体に異変が起きたのです（お腹や足を見せる）。足が軽くなって歩けるようになり、歩きすぎて、右側のお腹や足首が痛くなったほどです」と、ニコニコ顔で話してくれました。この調子でむくみが改善すれば、3月29日の孫の結婚式に出席できると喜ばれ、筆者も喜びを共有しました。Ｊさんは、薬でとれないむくみがこんなに早く改善したことに驚いているようでした。

❖ 施術5回目（2月20日）

リンパ浮腫はさらに改善し、両下肢が細くなり、「パンツが、ズボン・靴がはけるようになりました。孫の結婚式があるから、孫といっしょに床屋で散髪してきました。床屋に行けるなんて思ってもみなかったです」と話してくれました。むくみが改善したことでADLは明らかに向上し、同時に、孫の結婚式に列席するなど考えてもいなかったことが

実現する可能性を思い、楽しみにしつつ生活されていました。結婚式当日の介護タクシーの手配など、準備は万全でした。

一方で、2月19日に病院を受診した際に、医師から「貧血がひどいので、入院して輸血をしましょう」と言われ、5回目の施術後に短期間の入院となりました。

❖ 施術6回目（3月6日）

Jさんは「先週ぐらいから身体がだるくて食欲もなくなり、ヘルパーさんがつくった料理も残してしまうようになった。便が白っぽくなって、尿の色が濃くなった」と話されました。このとき黄疸が出ていて、腹部全体がメズサの頭を形成しており、状態が急変したことがうかがえました。

施術後、Jさんから「貧血もあるし、再入院して、治療を受けたほうがいいと医者や娘から言われているけど、どう思いますか？」とたずねられました。筆者は、「1人暮らしですし、お家で調子が悪くなっても娘さんも心配でしょうから、入院したほうが安心ではないでしょうか」と答えました。このときJさんは、今度の入院が最後になるかもしれないことを予知していたように感じました。その翌日Jさんは入院し、3月20日に他界されました。楽しみにしていた孫の結婚式には出席できませんでした。

しかし、利尿薬などの治療でもほとんど改善しなかったリンパ浮腫がアロマトリートメントで改善し、「孫の結婚式に出席できるかも」という望みを抱いて、Jさんは楽しみを抱きながら生活することができたのです。このことから、アロマトリートメントは、JさんのQOLの向上につながったのではないかと思います。

case 11 がん終末期で腹水がある患者へのアロマトリートメント

❖ 患者情報

Rさん、81歳、女性。大腸がんの終末期、要介護4（重度の介護を必要とする状態）。在宅支援診療所の医師である在宅看取り医が「下肢のだるさや浮腫、抗がん剤内服による食欲不振などにメディカルアロマが有効ではないか」と判断し、本人と家族に筆者を紹介した。その後、家族から筆者に訪問アロマを希望する電話があり、訪問開始となった。

家族構成は、認知症の夫と長男家族4人の計6人。キーパーソンである長男の妻が介護を行っている。

❖ 初回施術

筆者が訪問すると、Rさんは会話もしっかりしており、身体的には支えがあれば室内歩

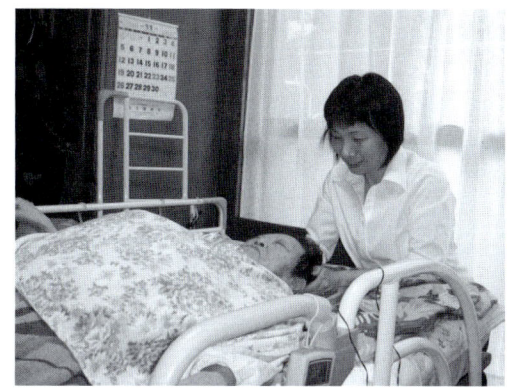

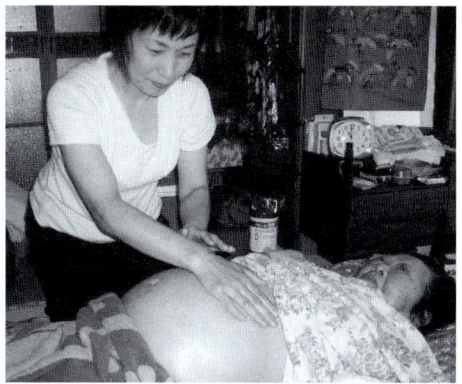

図 2-3　頭皮・顔・デコルテと腹部のアロマトリートメント（Case 11）

行が可能な状態でした。元気な頃のRさんは、日本舞踊の師範をされておりおしゃれな方だったことを踏まえて、以下の内容で施術を行いました。

- ブレンドオイル
- 身体（2%）：スイートアーモンドオイル10mL＋真正ラベンダー2滴＋オレンジ・スイート1滴＋レモン1滴（Rさんの好きな香り）
- 顔・デコルテ（1%）：スイートアーモンドオイル5mL＋真正ラベンダー1滴（Rさんの好きな香り）
- 施術部位・時間：頭皮・顔・デコルテ（胸元～肩部～頸部）と下肢（浮腫があるため）、50分間

施術後、長男の妻は「お母さんの表情がよくなった」と話し、Rさんは「気持ちがよかった。足が軽くなり、ポカポカ温かい」と効果を実感したようで、週1回の訪問アロマを希望されました。

❖ 施術7回目

Rさんは肺炎で病院に1週間入院されたため、退院後に訪問しました。入院中に下肢浮腫が悪化し、「入院中、足がパンパンに腫れて苦しかった」ということでした。入院前には腹水はありませんでしたが、退院時はスイカのように腹部が膨らみ、腹水が貯留している状態で、1週間の入院による身体状況の変化が著しくありました。そこで、以下の内容で施術を行いました（図 2-3）。

- 施術部位・時間：頭皮・顔・デコルテ→腹部（腹水のため）→下肢（浮腫のため；アロマトリートメントとリフレクソロジー）、60

2 浮腫（むくみ）

分間

施術後、Rさんは「ほら、足のむくみが減ったでしょ！」と、面会に来た娘に足を見せていました。また、Rさんは顔のシミやシワを気にされ、フェイシャルトリートメントが大好きでした。

❖ **施術27回目**

Rさんは一進一退の病状の中でも、「いま、一番アロマが楽しみ」と話し、筆者自身もRさんの言葉で癒されていました。また、お見舞いに来た親戚や友人から「がんになる前より、がんになってからのほうがきれいになったね」と言われ、Rさんは「アロマのおかげよ」と喜ばれていました。

病状が徐々に悪化して、腹水がたまっていても（最高腹囲106cm）、腹部のアロマトリートメントをすると腹部膨満感が改善され、身体の動きが楽になり、ポータブル便器への移動動作が楽になり、施術直後に尿が多量に出て腹部が楽になるようでした。あるとき、ポータブル便器を使用していると、ジャージャーとすごい音でかなりの排尿をしている様子だったので、「いつもこんなにお小水が出るのですか？」とたずねると、長男の妻が「こんなにいっぱい出るのは、アロマさんのときだけなのですよ。訪問看護師さんのときは、せせらぎのようなおしっこなんです」と教え

てくれました。この言葉から、施術後に循環が改善し、尿が多く出る状況をRさん自身が体験していると思いました。

❖ **施術35回目**

Rさんは最期の数日前は表情がなく、ぐったりして言葉がない状態でしたが、アロマトリートメント後は表情が明るくなって、会話も少しだけできるようになり、別人になったように元気になる様子が家族にも筆者にもわかりました。

35回目の施術の4日後にRさんは亡くなりました。筆者は主治医からメールでその知らせを受けました。「Rさんは本日午前5時45分に逝去されました。昨日の23時頃まで意識があり、今朝5時にご家族がいつものように起こしに行ったところ、すでに安らかなときを迎えられているのに気がついたそうです。今朝、私が訪問したとき、手指末梢の体温もありましたので、おそらくその直前の呼吸停止であったと思われます。所澤さんのトリートメントを本日も待ちかねながらの旅立ちでした」と記されていました。Rさんには、亡くなる直前まで、8か月間で35回の施術を行ったことになります。

主治医は、Rさんが他界される前日の夕方、房総半島で摘んできた花をRさんにさしあげるために訪問されたそうです。何とすてき

で穏やかな看取りでしょう。在宅での看取りは、患者・家族を中心にチームでかかわり、お互いが顔の見える関係です。よいチームが編成されることで、よい看取りができることにつながります。チーム員各自が独自性を発揮することです。主治医は、ペインコントロールを中心とした医療を実施します。訪問看護師は、身体状況を把握し看護することと、患者・家族・医師間の調整を行います。介護支援専門員（ケアマネジャー）は、患者や家族の状態に応じてサービスの調整をします。ナースセラピストは、患者の心身の緊張をやわらげ、症状を緩和します。チームが一体となって、患者・家族の在宅でのその人らしい療養生活を支援していくことが、よい看取りとなり、グリーフケアにもつながっていきます。よいチームは、お互い信頼関係をもち、フォローしあうことができ、安心感があります。

引用文献
1）佐藤佳代子編：リンパ浮腫の治療とケア，第2版，医学書院，2010．

参考文献
1）廣田彰男ほか：リンパ浮腫がわかる本─予防と治療の実践ガイド，法研，2004．

Part 6

便秘

3

「年をとって便秘しやすくなった」という言葉をよく耳にします。高齢者の多くは、下剤を服用して排便コントロールをしています。高齢者に多い便秘は、大腸の動きが弱くなるために起こる「弛緩性の便秘」です。なぜ、年をとると便秘になりやすくなるのか、その原因を考え、便秘を解消する対策をアロマセラピーの視点を含めて説明します。

高齢者に多い便秘の原因

❦ 肉体の衰え

人は老化すると、筋肉量がどんどん減ります。特に腹筋の筋肉量の減少は、腸の動きを弱くさせます。また、身体を動かす機会が減少し、運動不足になりがちです。すると新陳代謝も低下し、腸の動きが弱くなり、便がなかなか運ばれず、長い時間腸内にとどまることで水分が失われ、硬くなり、さらに便秘がひどくなるのです。

❦ 食事量の減少

高齢になると消化機能も低下するので、食事の量が減ってしまいます。食べる量が減れば、当然便の量も減り、長時間腸内に便が停滞し、どんどん便が硬くなり、さらに自然に便が出にくくなり、便秘が慢性化していきます。

❦ 内臓の老化

加齢に伴い内臓の働きも低下します。腸も自律神経の影響を受けています。自律神経には交感神経と副交感神経があり、アクセルとブレーキの役割をして全身を調整しています。腸では、交感神経が働くと緩んで動きが

弱くなり、リラックスして副交感神経が代わって働くと、よく動くようになります。この腸の働きは、男性では30歳代、女性では40歳代から低下し、加齢に伴い加速していくので、年を重ねると便秘になりやすくなるのです。

❖ 常用薬の影響

　高齢者は、たくさんの薬を常用しているのを見かけます。この薬の副作用で便秘を引き起こしている可能性も否定できないでしょう。便秘の副作用が出やすい薬として代表的なものは、「抗生物質」「抗うつ薬」「抗がん剤」などです。

　特に、薬の自己管理ができない高齢者で、慢性的な便秘の場合は、看護師・介護職が常用薬の確認を行い、薬の副作用の可能性があれば、主治医に報告することが必要です。

便秘を解消するために

❖ 生活に適度な運動を取り入れる

　高齢者は、けがや転倒することを恐れるあまり、自ら運動を控えてしまうことがあります。「適度な運動を生活に取り入れて！」という言葉を耳にしますが、患者・利用者は1人での運動は不安で、できないこともあります。運動するのが不安そうなときは、看護師・介護職がそばにつき、イスに座った状態でできる運動を声かけして指導します。

❖ トイレに行く習慣をつける

　あるグループホームでは、決まった時間に、便意がなくてもトイレに行くように声かけ誘導をしています。少し歩ける車イス使用者には、早めに声をかけ、車イスを使用せずに歩いてトイレに誘導し、見守りをしています。そうすることで足の血行改善になり、また利用者自身が「歩ける」という自信をもつことにつながります。

❖ 毎日ちょっとした運動をする

　高齢者施設では、食事の前に、介護職が利用者に声かけして、簡単な手の運動を行います。次に、歌を歌ってから食事にします。ちょっと大きな声を出すことで、元気なエネルギーが体内に入ってきますし、「皆でいっしょにごはんを食べる」という共通の意識につながり、食事がおいしく感じられます。

　イスに座って足上げ体操、上肢の挙上体操をするように声をかけて誘導することで、利用者には"自分の名前を呼んでくれる喜び"と"気にかけてくれているという思い"が生じます。また、高齢者施設では、利用者がイスに座って寝ている光景をよくみかけます。

確かに高齢になると寝る時間が乳幼児のように長くなる傾向があります。しかし、「ほったらかしにされている」とか「自分なんか不要な存在なんだ」と思っていると、さまざまな刺激に反応が乏しくなり、眠くなることもあります。声をかけて刺激をしましょう。

❖ 食生活を見直す

高齢者はしっかり水分をとることが大切です。高齢者は、トイレに通う回数を減らそうとして、水分摂取を抑制してしまうことがありますが、これはさらに便秘を助長させてしまいます。

また、毎日乳酸菌をとるため、できればヨーグルトを1日1個食べるように指導しましょう。

❖ 下剤に頼りすぎない

看護師・介護職自身が、高齢者の便秘を「薬を使用しないと、○○さんは絶対に便が出ない」と思い込んでいませんか？「便秘は下剤でコントロールするもの」と考え、下剤に頼りすぎないことが大切です。薬の力を借りることで、自分で腸を動かそうとする機能が低下してしまいます。なるべく"便は自分で出す"ことをスローガンにするとよいでしょう。薬に頼りすぎないことは、日常生活に便秘解消の工夫を凝らすことなのです。

❖ 腹部のアロマトリートメントを行う

頑固な便秘のある高齢者には、ケアをするときに5分間でもよいので腹部のアロマトリートメントをして、腸の動きをよくしましょう（p.90 図3-1 参照）。仰臥位で行うのが難しい場合は、トイレに連れて行ったときに、便座に座った姿勢でアロマオイルかアロマクリームを腹部に塗布して、腹部のアロマトリートメントをします。ユニホームのポケットの中にアロマオイルかアロマクリームを入れておくと、いつでもどこでも使えて便利です。

❖ 穏やかな下剤と腹部のアロマトリートメントの組合せは最高！

高齢者に強い下剤を使用すると、下痢になってしまい、看護師・介護職として困ってしまった経験はありませんか？ 強い下剤で下痢になってしまうと、高齢者は下剤を嫌がりますし、つらい思いもしますし、家族や介護者も下痢の世話がたいへんになります。「腹部マッサージだけでは便は出ない」と言う人には、穏やかな下剤と腹部のアロマトリートメントの組合せがお勧めです。腹部のアロマトリートメントで排便コントロールができれば、毎日の施術でなく、間隔をあけて行ってもよいです。

case 12 便秘の母親のために息子がアロマトリートメントを行い、親子の絆を深めたケース

❧ 患者情報

　Tさん、79歳、女性。胃がん終末期。入院中に抗がん剤治療を受けたが、治療回数が増えるたびに体力が低下し、下肢のむくみも出てきた。Tさんは「自分はこのままでは、死んでしまうのではないだろうか」と考え、抗がん剤治療を拒否して病院を退院し、車イスの状態でホスピス病棟に入院した。

　ホスピス病棟では、看護ケアとして足浴後に毎日15～20分間のアロマトリートメントを受けており、毎日自分の好きな絵手紙を書いたり、生け花をしたり、スタッフと話や散歩をして、のんびりとした穏やかな生活をしていた。アロマトリートメント以外の特別な治療はしなかったが、徐々にTさんの自己免疫力は向上し、下肢のむくみや倦怠感はなくなった。8か月間のホスピス病棟の入院で元気になったTさんは、CT検査でも胃がんが軽快したとの診断がなされ、長男家族の受け入れもよかったので自宅に退院することになった。

　「家でのんびりと生活がしたい」というTさんの気持ちがかない、「家でもアロマトリートメントを1週間に1回してほしい」との希望があり、筆者が自宅に訪問することになった。

❧ 施術と症状緩和

　自宅でアロマトリートメントを開始したときは、以前の良性の脳腫瘍の手術による影響なのか、特に左頸部の緊張が強く、硬直した状態でした。フェイシャル、胸元～肩部～頸部のデコルテ、腹部、下肢のアロマトリートメントを週1回、2か月間施術した頃から頸部の緊張がなくなってやわらかくなり、それまで肩部に毎日貼用していた湿布をいつの間にか貼らなくなりました。

　胃部症状はなく、食事もとれ、排便コントロールは穏やかな下剤と腹部のアロマトリートメントにより順調になりました。Tさんは、「お腹をマッサージしてもらうと、不思議と便がいつもよりいっぱい出るのよ」と言います。左膝関節内側に隆起していた静脈瘤は小さくやわらかくなり、足も軽くなり、毎日散歩を楽しむことができるようになりました。

　施術部位は、毎回同じではありません。そのときのTさんの体調や症状からトリートメント内容を考えます。

　Tさんはアロマセラピーに出会い、精神的安定と症状緩和がはかられたことで自己免疫力が向上し、自然治癒力が増大したのではないかと考えます。"日常生活を楽しみながら過

3 便秘　159

ごすことができる"ことの重要性を感じます。ホスピス病棟退院後にTさんからいただいた、アロマセラピーについての思いをしたためた手紙を**図3-1**に示します。

その後、Tさんは穏やかな在宅生活が8か月を過ぎた頃に急変し、胃部から足部までのむくみが出現し、尿が出にくくなりました。布団から立ち上がることや座ることに介助が必要になり、ホスピス病棟での看取りを希望し、再入院されました。筆者はTさんの希望で、週2回、頭皮・顔・デコルテ・腹部・下肢のアロマトリートメントをホスピス病棟で施術しました。利尿薬と副腎皮質ステロイドの内服、および腹部と下肢のアロマトリートメントにより、浮腫は改善しました。

Tさんは死期を感じ、最期の希望として「故郷である福島県に行きたい」と言いました。主治医も「いましか行かれないから、行ったほうがよい」と家族に伝え、長男、次男とTさんの3人で、車で1泊旅行に行きました。Tさんにとってアロマトリートメントは欠かせないケアだったので、筆者はTさんが好

> ゆきあいの空にうつりゆく今日この頃、皆さまいかがお過ごしでしょうか。私はホスピスで8か月入院生活をし、退院することができました者です。もちろん入院するときは、副作用に悩まされて死を覚悟して入院したのですから、夢のようなものです。
> 入院したときは、下半身のむくみがひどく髪の毛が抜け手足の爪が二枚爪になりはがれていました。それに対する治療は、今までの不必要な薬を減らし、ほんの少しの利尿剤をのむことと足を暖めてアロマセラピーをすることでした。注射1本うったことがありません。毎日毎日足のセラピーをしていただき、いつ頃からか自分ではわからなかったのですが、むくみがすっかりなくなりました。心持ちよい香りに包まれてすっかり足美人になった私は、いったい胃のほうはどうなっているのか不思議でなりませんでした。今のところ私の体力(免疫)が勝っていて、がんの力を抑圧しているとしか考えられません。
> それにしてもアロマセラピーにはびっくりします。心持ちよい香りに包まれてなめらかなオイルのマッサージですべてが好転するのですから幸いです。退院後も週一度のアロマセラピーを自宅でお願いしています。最近では心持ちよい香りに包まれながら、頑固なコリがとれて、血流がよくなり、特に心配することもないと言われています。
> 最後まで人は人らしく、女性は女性らしくありたいというのが私の願いです。本当の技術をもったセラピストに接して、身体がやわらかく香りに包まれることを皆さんにお勧めしたいと思い、拙い文を書きました。

図3-1　Tさんからいただいた手紙

きな香りであるローズオットー入りのブレンドオイルをつくり、プレゼントしました。

　旅行からホスピス病棟に帰院すると、Tさんは「息子はやさしい子だとは思ってはいたけど、こんなにもやさしいとは思わなかった。息子がね、旅行中にお腹や足をオイルでマッサージしてくれたの」と、ニコニコと喜んで話してくださいました。Tさんにとって、息子がしてくれたマッサージは、かけがえのない親子のスキンシップであり、大切な最後の思い出だったのです。

　亡くなる10日前頃から胃部痛が出て、モルヒネの持続皮下注が開始となり、痛みは消失しました。筆者のアロマトリートメントは、亡くなる4日前までホスピス病棟で定期的に行いました。Tさんは、家族に見守られながら静かに、痛みもなく亡くなられました。施術期間は1年8か月でした。

❖グリーフケア

　Tさんが他界された後に、同居していた長男の妻から筆者に電話があり、頸部から肩部にかけての頭痛を伴う慢性的なコリによる施術の依頼があったので、しばらくの間、訪問による施術を行いました。長男の妻は、Tさんの思い出をナースセラピストとしての筆者と共有し、感情を表出することができたのかもしれません。このことで悲嘆の期間が減少し、前向きに生活を立て直すスピードが速くなり、グリーフケアにつながったのではないかと考えます。

Part 6

皮膚の乾燥

4

　年を重ねるにつれて、身体の状態が若い頃とは異なってきます。高齢者にメディカルアロマセラピーを行うときは、その特徴を踏まえたうえで行います。高齢者の場合、加齢に伴って、水分保持能力や皮脂分泌機能の低下により皮膚が乾燥し、瘙痒感が起こり、いわゆる老人性皮膚瘙痒症になります。かゆみが生じると、皮膚を掻いてしまい、二次的に皮膚炎や湿疹を生じます。また、皮膚組織の表皮や真皮が薄くなり、毛細血管が拡張し、蛇行して血管壁が肥厚することで、外的な摩擦や打撲に対して抵抗力がなくなり、皮下出血や創傷が起こりやすくなります。

スキントラブルの予防策

　高齢者のスキントラブルの予防策として、以下の3つがあげられます。

- 清潔を保持する：ケアとして、入浴、清拭、手浴、足浴を行う。
- 保湿する：ブレンドオイルやアロマクリームを塗布したり、アロマトリートメントを行う。
- 刺激から皮膚を保護する。

　病状により入浴が頻繁にできない場合は、においや垢が気になります。そのようなときは、精油を用いた芳香浴やブレンドオイルを用いた保清をすることで悪臭がなくなり、皮膚が保湿され、清潔に保てます。
　皮膚の汚染がひどい場合にブレンドオイルを塗布すると、皮膚がベトベトになり、かえってよくないのではないか、と疑問をもつ人もいるかもしれません。しかし、オイルを塗って皮膚を保護してからのトリートメントは、皮膚への刺激はありません。

❖ 皮膚汚染がひどすぎる場合のアロマトリートメントの方法

① 垢や皮脂で皮膚の汚染がひどい場合は、まず、汚れている皮膚にオイルをややたっぷり塗布します。
② その後、トリートメントをするとボロボロと垢が落屑してきます。
③ 入浴できない場合は、数時間後、あるいは翌日、タオル清拭を行います。入浴できる場合は、翌日にシャワー浴や入浴をすることで残っている垢や皮脂が除去され、皮膚はきれいになります。入浴後に再度、オイル塗布をすることで保湿力が増します。手や足など部分的な汚れがひどい場合も、翌日に手浴・足浴を行うときれいになります。特に、拘縮で手指間や足指間の悪臭がある場合は、改善します。

　定期的に①→②→③を行うことで、手指・足指の動きが少しずつみられるようになり、悪臭も消失し、きれいになります。その後は、次項 [**皮膚汚染があまりひどくない場合のアロマトリートメントの方法**] に記載の内容に変更しましょう。

❖ 皮膚汚染があまりひどくない場合のアロマトリートメントの方法

① まず清拭、入浴またはシャワー浴をして、その後にオイルをややたっぷり塗布し、軽くマッサージをします。
② 翌日にタオル清拭をすると、垢や皮脂が除去され、皮膚はきれいになります。週1回を1か月行うだけでも皮膚は保湿され、変化を感じます。

　これらの方法は、精油を使用するのでよい香りに包まれ、患者・利用者だけでなく、看護師・介護職も癒されます。

❖ オイルが気になるときは

　ブレンドオイルに使用する植物油は、種々のビタミンや飽和脂肪酸などが豊富に含まれ、皮膚への滋養作用・皮膚軟化作用などがあり、浸透性に優れています。そのため、ブレンドオイル塗布後やトリートメント後に、拭き取ったり洗ったりする必要はまったくありません。どうしてもオイルのべとつき感が気になる場合は、ティッシュペーパーを皮膚にあてて表面のオイルを取ってください。皮膚への摩擦を避けるため、擦らないようにします。

　トリートメント後のオイル成分は、表皮から毛細血管→血管→器官・臓器へと浸透し、最終的に尿として腎臓から多くが排泄されます。尿のほかにも、便や汗、肺から呼気として排泄されます。オイルが吸収されることでべとつき感もほとんどなくなり、乾燥した皮膚が保湿されて潤い、やわらかく滑らかな皮

膚になります。

✤ 摩擦に注意する

　高齢者や栄養状態が悪い患者・利用者の皮膚は乾燥し、落屑が粉ふきいものようになりやすい状態です。乾燥していると皮膚の柔軟性が欠けるので、例えば軽くベッド柵に上肢があたっただけでも、表皮剥離や皮下出血を起こしやすくなります。乾燥した皮膚にブレンドオイルを塗布したりトリートメントしたりすることで、皮膚の柔軟性がよくなり、保湿され、皮膚を刺激から保護することにもつながります。

　また、高齢者の皮膚は摩擦にも気をつける必要があります。硬い素材の衣類による摩擦や衣類の上からのトリートメントは、皮膚への摩擦力が生じます。特に、リンパ浮腫やいそうが著明な患者・利用者に対しては、摩擦力をかけないようにします。

　アロマトリートメントはやさしいマッサージですから、毛細血管や静脈が浮き出ているような上肢でも、皮下出血を起こすようなことはありません。トリートメントで摩擦を生じさせないために、以下の点に注意しましょう。

- 皮膚の乾燥がひどい場合は、ブレンドオイルを塗布する量をやや多めにしますが、化粧水かハーブウォーターで湿らせてからオイルを塗布するとさらに効果的です。ただし、リンパ浮腫による合併症（p.146参照）がある場合は、その部位にはオイル塗布はしません。
- やせている人とリンパ浮腫がある人には、特にやさしく、ゆっくりと、ソフトにトリートメントします。
- 圧加減・力加減に注意します。

　高齢者ややせている人、リンパ浮腫がある人の場合は、浮腫があればあるほど圧はかけないように注意します。よく間違えるのは、むくんでいると「圧を強くかけて、浮腫をへこませることがよい」と理解し、力を入れてしまうことです。これは逆効果で、患者・利用者は摩擦力を感じてつらくなります。

　はっきり「強いですよ」と指摘してくれる患者・利用者であればよいのですが、患者・利用者には看護師・介護職がトリートメントしてくれることでうれしい気持ちがあるのと、強く感じられるトリートメントのほうが効果があると思ってしまい、遠慮して我慢してしまうこともあります。トリートメントをする際は、圧加減や力加減を必ず患者・利用者に確認しながら行ってください。リンパは表層を走っていることが多いので、力や圧をかけすぎることは不適切です。オイルで皮膚を保護し、柔軟にすることで、皮膚を刺激から守ることにつながります。

Part 6

認知症

5

　このところ、マスコミで「認知症予防」についての方法を取り上げているテレビ番組、雑誌や書籍が目立つようになってきました。街を歩いていると、「認知症だけにはなりたくない。家族のことも自分のこともわからなくなるのでしょ」と言う中高年の方の声をよく耳にします。Part 1-4 でも、超高齢化に伴う認知症高齢者数の急速な増加についての現状を記しました。

　でも、本当に「認知症だけにはなりたくない」といえるのでしょうか？筆者は、脳血管性認知症の父を 4 年間介護し、自宅で看取りました。また、アルツハイマー型認知症の母を 10 年間自宅で介護し、最後の 1 年 5 か月間はグループホームに入所し、グループホームで看取っていただきました。

　在宅介護は 24 時間 365 日で、疲れ果てることもあります。また、「いつまでこの状態が続くの？」という不安を感じることもあります。父の介護のときは、介護をする人が母と筆者の 2 人でしたから、交代要員がいるので息抜きをしながら介護ができ、自宅で看取ることができました。しかし、母のときは、主に 1 人で介護しており交代要員がなく、仕事と家族の世話をしながらの介護で心身ともに疲れきって、限界を感じ、グループホームを選択しました。

　そのような長い認知症介護の体験から、「認知症の方は幸せだな…」と思うことがあります。その人の人格を尊重して介護をすることができれば、「認知症だけにはなりたくない」にはつながらないのではないでしょうか。"明日はわが身"という気持ちでお付き合いしましょう。

　「認知症高齢者が幸せだな」と思えるのは、つらい経験も楽しい経験もさまざまに忘却し

5 認知症　165

てしまうからです。人生においてつらすぎる体験を忘れることができるのです。高齢になっても嫌な体験やつらい体験を鮮明に記憶していたら、「終盤の人生が楽しかった！」と終えることができないとは思いませんか。

「認知症高齢者はかわいい！」と感じる瞬間がいっぱいあります。また、幼子のようだとも思います。幼子のようによいことも悪いこともストレートですから、幼子のように素直でかわいらしいのです。しかし、介護者からみると、どんどん手のかかっていく、言うことを聞かない大きな子どもだから、介護はたいへんになるのです。看護師・介護職側が、その人の人格を尊重した態度で接することが重要だと思います。

まずは、認知症高齢者を知ることから始めましょう。

認知症を知る

❖ 認知症とは

認知症とは、いったん正常に発達した脳の機能が継続的に低下し、記憶、判断、思考などの知的機能に支障を来たし、社会生活が正常に営めなくなった状態を指します[1]。

65歳以上の高齢者に起こる認知症の主な原因疾患は、アルツハイマー病（Alzheimer's disease；AD）が最も多く、次いで脳血管性認知症（vascular dementia；VaD）、レビー小体型認知症（dementia with Levy bodies；DLB）の順です。それぞれの認知症の病態には**表5-1**に示すような特徴があります。

❖ 認知症の症状

認知症が脳の器質的な障害から起こるということを介護している家族が知らず、理解し

表 5-1　認知症の種類と病態

種類	病態
アルツハイマー型認知症	・脳に異常なアミロイドβたんぱく質の蓄積によってできるシミ（老人斑）が増え続け、徐々に脳が委縮し、中核症状のすべてが起こる
脳血管性認知症	・脳血管障害によって生じる認知症で、障害が生じた部位や範囲などによって症状が異なる
レビー小体型認知症	・パーキンソン病の神経細胞にみられる異常構造物であるレビー小体が、大脳皮質に多数みられる ・アルツハイマー型認知症と間違われやすいが、幻視が現れたり、パーキンソン病と同じように動作緩慢や歩行障害などの運動障害がみられる

ていないことがあります。そのため家族は、認知症高齢者がとるさまざまな行動・心理症状の変化を認知することができず、言葉の暴力や虐待につながってしまう危険性があります。

　厚生労働省の報告によると、実際に虐待を起こす続柄は、「息子」が41.0％で最も多く、次いで「夫」19.2％、「娘」16.4％でした。最近、息子が高齢の母親の車イスを押している姿を街でよく目にするようになりました。微笑ましいと思える光景もありますが、「独身の息子が世話しているのかな？」と介護疲労を感じさせるような光景も目にします。

　息子が虐待を起こしてしまいやすい状況としては、「息子が、親が認知症になっていることに気づかない、あるいは認めたくない」ということがあります。ついこの前までできていたことができなくなっている親を信じられず、何回か注意をしてもできないと、それがエスカレートして、大声で注意する。注意しても息子が思うように動かないと怒る。そのうち暴言から暴力になってしまう構図ができあがっていきます。虐待は、親も子どもも被害者だと思います。息子は徐々に弱っていく親の姿を娘よりは見ていませんし、認知症の知識もなく、相談相手もないと孤独感を感じます。そして、親の介護で定職につけないと貧困になり、生活苦になります。このような家族を支援する体制がないと、悪循環が繰り返され、家族内の虐待につながってしまうのです。

　このような状態を回避するためにも、看護師・介護職は、認知症者に必ず現れる中核症状（**表5-2**）と、中核症状に伴って現れる行

表5-2　認知症の中核症状

種類	症状
記憶障害	短期記憶の障害 例）ごはんを食べたのに、少し時間が経つと「ごはんを食べていない」と言ったり、さっき話したことをすぐに忘れ、何度も同じ質問をする、など
見当識障害	現在の年月日、季節、場所、時間などの見当識が障害される 例）時間の見当がつかなくなり、朝食を食べたばかりなのに、外が雨で暗いと夜だと思い、ベッドに入ろうとする。季節もわからず、慣れた道で迷子になる、など
判断力の低下	例）買い物のときに、例えば「510円です」とレジで言われても、500円玉1枚と10円玉1枚を出すことが考えつかず、財布から小銭が出せず、結局、千円札1枚で支払うようになる。財布の中が小銭だらけになっているときは注意が必要
実行機能障害	行動を開始したり、中止したりするのが困難になる

動・心理症状（behavioral and psychological symptoms of dementia；BPSD）について学び、理解しておくことが重要です（図5-1）。

❖ 行動・心理症状（BPSD）とアロマケア

塩田氏ら[2]は、アルツハイマー型認知症者25名を対象に、ベルガモットおよびレモングラスによる芳香浴を行い、精神症状の緩和や睡眠障害に有意な改善を示したことを報告しています。認知症の病期に応じて出現する行動・心理症状（BPSD）は異なりますが、アロマセラピーを用いると効果的と考えられる症状と、注意を要する症状について、以下に示します。

1. 人格・性格変化

認知症者は徐々にその人らしさが失われ、人格変化が進みます。きれい好きで居室をきれいにしていた人がだらしなくなり、身のまわりのことが徐々にできなくなり、わからなくなります。自発性が低下し、活気がなく、人との交際に消極的になり、無反応の状態に陥ります。

[アロマケア]

このことから、アロマセラピーは、患者・利用者のその人らしさが徐々に失われていく速度を遅くするために用いることができるのではないかと考えます。

5〜10分間程度のハンドトリートメントをしながら、患者・利用者が興味をもつような話をしてみましょう。心地よい香りでやさしく触れられ、自分に興味をもって話を聴いてくれるということは、患者・利用者と看護師・介護職の信頼関係の構築につながります。アロマトリートメントをしながら患者・利用者の話を聴くことは、看護師・介護職にとってもよい香りによる癒しにつながります。話を傾聴するときに香りを用いると、施術を受ける側にも行う側にも香りが脳に影響を及ぼし、オキシトシンというホルモンが分泌され、脳の疲れを癒し、気分を安定させ、人に対する信頼感が増し、心地よい幸福感を

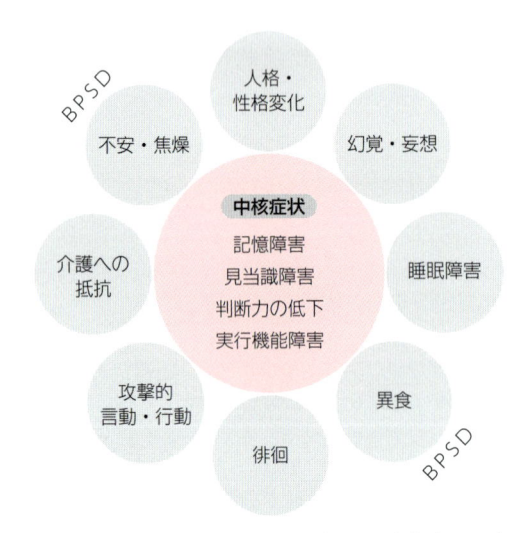

図 5-1　認知症の中核症状と行動・心理症状（BPSD）

もたらしてくれるのです。

　やさしくゆっくりと施術する手を相手の手に密着させて、香りを用いてアロマトリートメントを行うことで、患者・利用者は「大事にされている」と思いますし、「自分を認めてくれている」と感じるのです。香りを用いるのと用いないのとでは、気持ちよさがまったく違います。それは、香りが鼻から脳にダイレクトに届くからです。「自分を認めてくれている」と感じると、心の緊張が緩んで言葉が出やすくなり、会話をするようになります。そうすると、活気が出てきます。「継続は力なり」です。続けることで、確実に何らかの変化が現れます。それを記録に残して、5～6か月後に振り返ってみてください。

2. 異食
　食べ物以外の物を口に入れて食べてしまうことをいいます。例えば、テーブルに置いてある小さな石を口の中に入れてコロコロしたり、おいしそうな香りがするアロマクリームを手に取り、口に入れて食べてしまうことがあります。

［アロマケア］
　認知症者は嗅覚が鈍感になるといわれていますが、わずかな香りに反応することもあります。アロマセラピーでおいしそうに感じられる精油としては、オレンジ、レモン、グレープフルーツ、バニラエッセンスの香りのベンゾインなどがあります。これらの精油を用いた芳香浴をするときや、アロマクリームを利用者の手の届く所に置いておくと、飲み込んでしまう危険があるため、注意が必要です。

3. 睡眠障害
　認知症者は時間の感覚が失われているため、昼夜逆転が生じやすくなります。

［アロマケア］
　昼夜逆転の予防、あるいは改善する療法として、日中に散歩を行い、日光刺激により覚醒リズムを正常に戻す方法があります。また、生活リハビリという視点で、患者・利用者が興味をもつ作業を行う、カラオケで歌うなど、患者・利用者自身が何かに取り組むことができるように誘導することが大切です。

　何かの作業をするときには、精油による芳香浴をしながら行うとよいでしょう。その際は、アロマライトで長時間芳香させ続けなくても構いません。鼻は15分程度で香りに慣れてしまい、感じなくなります。ライトのスイッチのON/OFFを切り替えながら行っても構いません。比較的頭がすっきりする精油としては、レモン、ローズマリー・カンファー、ペパーミント、ヒノキ、青森ヒバ、ユー

カリ・ラジアータ、レモングラスなどがあります。同室の人に好まれる香りのオイルを選択しましょう。

　入眠する前には、鎮静作用のある真正ラベンダー、オレンジ、ローズウッド、フランキンセンスなどを用いて芳香浴をしてください。不眠の人には、ベッドで休んでいるときに、ハンドトリートメントかフットトリートメントを5〜10分間行うこともお勧めです。「そんなことをしている時間がない」と言う看護師・介護職もいるかもしれませんが、施術を行うことで安定した睡眠が得られ、夜間徘徊の回数が減れば、看護師・介護職の介護の手間の時間が減少することになります。夜間帯の看護師・介護職の人数は日中より減るでしょうから、質のよい睡眠が少しでも長くとれることは、介護の手間が減ることにつながります。1回行って効果がなくてもあきらめず、複数回行ってください。患者・利用者に何らかの変化があると思います。

4. 幻覚・妄想

　実際にないものが見える幻視と、何かが聞こえる幻聴が多くの認知症高齢者に生じます。妄想は、「枕の下に置いてあった財布がない、盗まれた」という"物盗られ妄想"が多くみられます。家族間でお金を盗られたと言われれば、嫁、子ども、孫などの関係性を悪くさせることにもつながります。いっしょに探してあげるのもよい行動ですが、本人の気持ちをほかのことに向けさせれば、「盗まれた」ことを忘れさせることができます。

[アロマケア]

　気持ちをほかに向けさせる1つの方法として、香りを用いると効果的です。「〇〇さん、この香りどう？　いい香りかしら？」と声かけして、患者・利用者の気分の切り替えを行ってみてください。

　図5-2は、口に入らないほどの大きな石に、ネズミの絵を描き、ラベンダー精油をたらしたものです。やや興奮しているときなどに試してください。香りとかわいらしさで、女性は興奮している内容をすぐに忘れて落ち着きます。これは、短期記憶障害の症状に働きか

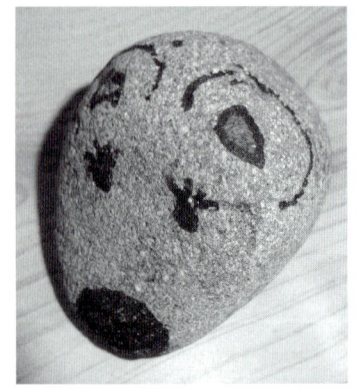

図 5-2　認知症の高齢女性が命名したネズミのネズちゃん

けたアロマセラピーです。

5. 攻撃的言動・行動

　体力がある認知症初期に起こりやすい症状です。記憶障害や認知障害などで、自分が思っているようにできない、家族も理解してくれないという焦燥感や不安感が表面化することで起こります。特に男性では、もともとの性格が認知症によって先鋭化して、暴力行為に進むことがあります。

[アロマケア]

　攻撃的な行動は、不安感や焦燥感が表面化して、患者・利用者自身が自分のコントロールを失うことから生じます。コミュニケーションをとろうとして言葉で働きかけると、その言葉に反応して、暴力的に返ってくる時期もあります。

　そのような場合は、少しでも落ち着いているときにハンドトリートメントやフットトリートメントを行ってみてください。「いまなら受け入れてもらえそうかな」という時機を見計らうことが大切です。複数回行うことができれば、その患者・利用者はアロマトリートメントを受け入れていると同時に、施術をしている看護師・介護職をも受け入れているのです。信頼関係が築かれたことを意味します。暴力的な状況のときの不用意な言葉がけは、逆に気持ちをいらだたせることになります。非言語的コミュニケーションのアロマトリートメントが役立ちます。

　また、アロマトリートメントは患者・利用者と家族間のつながりの絆を強くさせることもできるので、家族にも簡単な施術の方法を指導することもお勧めです。

❖ 認知症高齢者にアロマセラピーを行ううえで大切なこと

　認知症の症状を理解したうえで、相手のペースに合わせてゆっくりとした雰囲気をつくりながら、やさしく話を傾聴し、否定せず受け入れ、受け止める姿勢が重要です。認知症高齢者は、話を否定されると、話をしなくなります。患者・利用者の表情を見て、気持ちを尊重しながら、芳香浴やアロマトリートメントを行うことで、認知症高齢者は安心感を得ていきます。その意味でも、いつもケアしている看護師・介護職が施術をすることは、精神症状を安定させることにもつながります。

　ボランティアの人が施術をする場合でも、同じ人が定期的にかかわることで安心感が生まれてきます。毎回違う人による施術では、認知症高齢者を不安にさせ、精神症状の悪化を引き起こす原因にもなるので、注意しましょう。

グループホームでのケアワーカーによる
アロマトリートメントの効果

　日本の介護現場の人手不足と、それに伴う介護職の超過勤務の増大や経験が少ないスタッフへの責務など、介護職のストレスは計り知れません。その中で心身ともに疲労し、退職する人が多いのが現状です。

　アロマセラピーの香りによるリラックス効果は、使用するすべての人が恩恵にあずかります。ですから、利用者、介護職ともに癒されるのです。薬は使用する人への効果ですが、アロマは香りを嗅ぐ人に拡散します。このアロマセラピーの特徴を利用して、認知症高齢者や介護職によい影響が与えられれば、今後の超高齢化に伴う認知症高齢者数の急速な増加に対しても、質の高い介護ケアの維持に向けて、少しでも貢献できるのではないかと考えます。

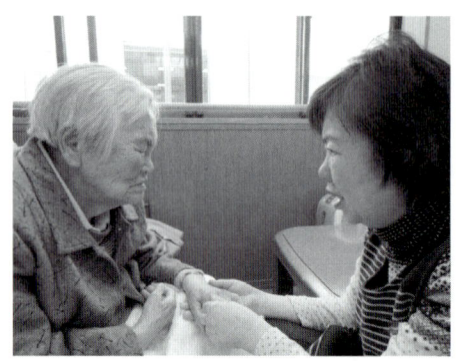

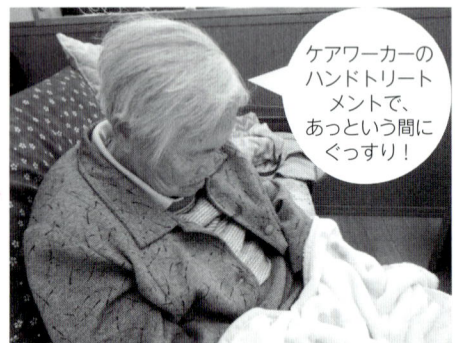

ケアワーカーの
ハンドトリート
メントで、
あっという間に
ぐっすり！

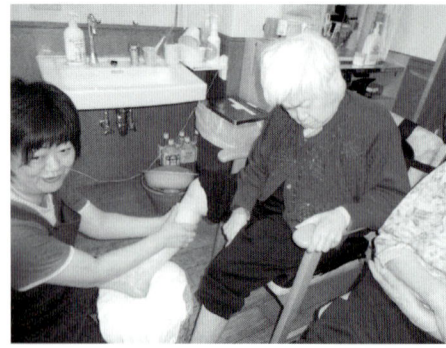

◀片麻痺のある利用者へのフットトリートメント

図5-3　グループホームでのケアワーカーによるアロマトリートメントの様子

❀ケアワーカーによるアロマトリートメントの効果に関する研究調査

　ここでは、2ユニットあるグループホームにおいて、「アロマセラピーを介護に用いることで、ケアワーカーと認知症高齢者がより深い信頼関係を築き、楽しく介護の仕事を行うための1つの方法になること」を目的として筆者が行った取組みを紹介します。

- **研究協力施設**（神奈川県横須賀市の「グループホームつばき」）：認知症高齢者に対する考え方として、薬物療法などの治療重視ではなく、「寄り添ってくれる」「そばにいてくれる」「人としてかかわってくれる」人の存在を重要視しているグループホーム
- **方法**：アロマクリームとアロマオイルを用いたハンドトリートメントとフットトリートメントの手技を、筆者を含めた2人のアロマセラピストがケアワーカーに指導した。その後、ケアワーカーが介護の仕事をしている勤務中に、利用者へのアロマトリートメントが必要だと思ったときに施術をしてもらった（**図 5-3**）。施術時間は10分間程度。精油は、ローズマリー・カンファーとレモンの組合せ、および真正ラベンダーとオレンジ・スイートの組合せを使用した。
- **効果**：アロマセラピーを介護に用いることによるケアワーカーと認知症高齢者の信頼関係の構築に関する調査として、以下のアンケートを行い、回答を得た。

①ハンドトリートメントを行って感じたことは？
- 短時間でも、その人に寄り添い、会話をし、心を通わせるマッサージは効果があった。
- 近い距離の1対1なので、いつもより利用者を身近に感じた。
- 寝てしまった利用者を見て、幸福な気持ちになった。
- 肌と肌のぬくもりが伝わり、ホッとする時間がもてた。
- 手の施術は、アロマクリームのほうがアロマオイルより使用感がよいという利用者の反応であった。

②フットトリートメントを行って感じたことは？
- 浮腫が少し軽減した。
- よいコミュニケーションで心の交流が培われ、信頼関係にもつながるし、利用者に笑顔も見られた。
- 気持ちよさそうだった。
- 話がゆっくりできた。
- 水虫がうつるのが怖いと思った。→施術後に手洗いをすることで、うつることはないことを伝えた。
- アロマを使うことでケアワーカー自身もリラックスできた。

- 時間に追われる毎日が、時間が止まったようにゆったりとした気持ちになった。
- はじめは硬かった足が、終わる頃にはやわらかな肌とぬくもりになった。
- 下肢の施術は、アロマオイルのほうが伸びがよく、ふくらはぎまでマッサージしてあげられる。

　ほかにも多項目のアンケートをとり、それらの結果をまとめたところ、次の3つに集約できた。

- 短時間でも1対1でその人に寄り添い、お互いに心を通わせることができる。
- 利用者もケアワーカーもリラックスできる。
- 血行が改善し、温かくなる。

　5か月間の試行を終え、調査終了後にグループホーム長と両ユニットのチーフ2人、筆者およびアロマセラピストで振り返りを行いました。その結果、ケアワーカーの90％がアロマセラピーの導入を希望した反面、本格的な導入を考えてみると、「アロマトリートメントを行う環境が整っていない」という現状にぶつかり、「導入は難しい」という意向がグループホームから伝えられました。

　ここでいう"環境"とは、「人的環境」「施術する場所の環境」「時間的な環境」などでした。そこで、これらの課題に対してどのようにしたらよいかについて、考察しました。

✤ 調査結果からわかった課題に関する考察

1.「人的環境」「時間的な環境」

　グループホームは、利用者の居宅です。ケアワーカーは、洗濯や食事の準備、散歩の同行、リハビリテーション、入浴介助、排泄介助など、利用者に応じた個別的なケアを行います。時間的に決められた枠の中で、イスに座ることが多く、下肢がむくみやすい高齢者のためにフットトリートメントの必要性を感じていても、時間をつくることが難しい現状があります。

　デイルームでアロマトリートメントをしているときに、他の利用者が突然立ち上がって歩き始めたら、その利用者の動きに同行することで、アロマトリートメントを中断しなくてはならない状況になります。中断された利用者に対して「申し訳ない」という気持ちになることを考えると、ゆとりをもって施術ができないといえるでしょう。

　また、時間を気にして、せかせかした気持ちでアロマトリートメントをしていると、施術をする手が乱暴になるので、利用者によい影響を与えません。

2.「施術する場所の環境」

　利用者にアロマトリートメントをするよい環境をつくることも、他の利用者のことを考

えると難しいといえます。その理由として、やきもちがあげられます。

　利用者の居室である個室であれば、個別にアロマトリートメントをしても他の利用者に見えない環境で行えるので、やきもちをやかれることはありません。しかし、リビングルームや食堂の場合は、たくさんの利用者が集まるので、そこでアロマトリートメントを個人に行うと、施術を受けていない利用者からやきもちが出るのです。

　また、認知症の特徴として、自分が施術をすでに受けたことをすっかり忘れてしまい、ほかの人がアロマトリートメントを受けている姿を見るとうらやむ気持ちになることもあげられます。

　これらの環境が整わなければ施術ができないとすると、介護現場でのアロマトリートメントの導入は難しいでしょう。そこで筆者は、利用者が入浴した直後に更衣をしている場所で、下肢の浮腫改善や予防のために、アロマクリームかブレンドオイルを足部やふくらはぎに塗布して、5分くらいアロマトリートメントをすることがよいのではないかと考えました。「施術する場所の環境」としては、入浴後の更衣所が個室の状況であり、他の利用者を気遣う必要はありません。「人的環境」も、ケアワーカーと利用者の1対1で、その人に寄り添うことができます。「時間的な環境」も更衣後の5〜10分以内なら何とかなるのではないでしょうか。

　わざわざ居室に出向いて行うのではなく、入浴後の介護ケアとしてルーティン化するのです。もちろん、トリートメントするときは、足のむくみが少しでもやわらぐようにと心を込めて行う気持ちが大切です。このケアにより、下肢の浮腫が改善すると、転倒予防につながるケアにもなると考えます。ぜひ、筆者のこの提案に取り組んでいただきたいと思います。

引用・参考文献
1）松下正明, 金川克子監修：個別性を重視した認知症患者のケア, 医学芸術社, 2007.
2）塩田清二：匂いによるアルツハイマー型認知症の治療研究とその展開, AROMA RESEARCH, 15（2）：103-107, 2014.

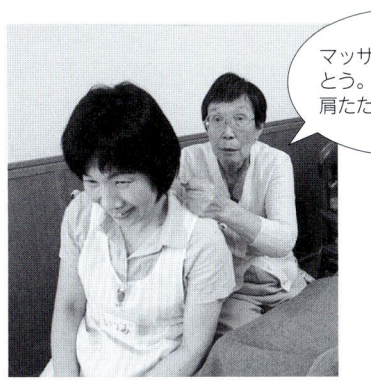

Topics
学びと香り

関東学院大学 名誉教授
所澤 保孝

匂いの自分史

　ある人にとって気持ちよい香りが、他の人にとっては頭が痛くなるような匂いであることがあります。このように、匂いや香りには大きな個人差があります。同時に、匂いや香りはその人の人生や成育歴にも関連していて、記憶の自分史のようでもあります。

　学びと香りとの関係を私の体験から振り返ってみると、次のようなことが思いあたります。私は日本が戦争に敗けて皆が生活に困っていた頃に小学校に入りました。小学校も中学校もかろうじて戦災を免れた木造の校舎でした。高等学校は木造モルタルの古い建物で、武道場に至っては木造平屋の薄暗い建物でした。

　当時の学校は、校舎の窓は隙間だらけ、一種独特の匂いがするものでした。後でわかったことですが、それは木造校舎の廊下や教室内の床を保護するために塗っていた防腐剤のコールタールの匂いでした。コールタールの匂いなど、いまでは多くの人が悪臭または害臭と感じられることでしょうが、私には懐かしい学び舎の匂いとして脳裏に刻み込まれています。

「学び」と「香り」の思い出
❶鉛筆の香り

　匂いや香りは嗅神経を通じて直接脳に働きかけるので、人に強く作用します。「学び」と「香り」との関係を思い出してみると、多くの人が懐かしい鉛筆の香りにたどり着くことができるのではないでしょうか。私たちが小学生のときには、まだ鉛筆削り器というものはなく、それに近いものはあったにしろ、一般的ではありませんでした。

　昔の子どもたちは、鉛筆の芯は黒鉛という鉛からできているものと思っていました（これは間違った知識です）。いまでは健康上の影響はなくともご法度でしょうが、当時子どもたちは、字が濃く書ける気がしたり、鉛筆の芯、すなわち鉛と思っていた黒鉛の味がしたりして、鉛筆を舐め舐め字を書いていました。芯が丸くなってうまく書けなくなったら、ナイフで削って先をとがらせて使っていました。小学校低学年の子どもがカミソリの刃のような折りたたみ式のナイフを使っていたのです（現在では安全上の問題が論議されることでしょう）。

　鉛筆の削り方も難しくて、小さい子どもにはなかなかうまく削れませんでした。ナイフ

をうまく使う技術が必要で、安全に使ったり、鉛筆を細長く削れる技術を身につけるには時間がかかりました。危険ではありますが、私のいた小学校や中学校では、鉛筆を削るナイフでけがをしたり、ほかの人を傷つけたりしたということはおぼえがありません。

　鉛筆を削るときは、心を落ち着けて真剣に削る必要がありました。そうしないとうまく削れないし、自分の指を切ってしまう恐れがあるからです。削っていると、鉛筆の軸の木の香りがかすかにしてきました。勉強をしているときに気休めに、鼻と上唇との間で鉛筆を挟んだりして遊んだりもしました。

　やはりこれも大きくなってわかったことですが、多くの鉛筆の軸は、シダーという木でつくられていて、この木から精油（エッセンシャルオイル）が取られたりもしているのです。

❷ 墨の香り

　習字の時間も、私の脳裏に懐かしい学びの香りとして残っています。小学校では習字の時間があり、それぞれ墨、硯、筆、紙（練習用は新聞紙で、清書用のみ白い習字用紙を使用）を持参しました。墨を硯ですっているときに、教室中に何となく心が落ち着く、とてもよい香りが漂っていたのをおぼえています。日本全体がかろうじて生活をしている時代の田舎の小学校でのことなので、子どもたちが使っていた墨は、最も安いものであったに違いありません。香りというよりも「臭い」というような代物であったのでは、と推察しています。

　毛筆で字を書くときに使う墨は、高級なものは松の木を燃やした煤からつくられ、一般のものは菜種油など植物油を燃やして取った煤からつくられていました。昔は本を読んだりするのに、夜は植物油や灯油を燃やして明かりにしていたので、この匂いは学燈の香りということもできるのではないかと思います。

❸ 樹木の香り

　私は中学校を卒業して、地元の高等学校に進学しました。私の行った学校は山の上にあり、周囲はシラガシや楠の木などの林に囲まれていました。校章は3枚の樫の葉をあしらったものでした。昼休みや放課後、またしばしば授業を抜け出してその森の中に入ると、さわやかに樫の木や楠の木の香りが漂っていて、何ともすがすがしい気分になったのをおぼえています。

　朝早く急いで学校に登校しなければならなかったようなときには、近道をしてミカン畑の中の細い坂道を小走りに駆け抜けると、花が咲いているときなどはミカンの香りがして、学校に着く頃にはすっきりと目覚めて、シャキッとした気分になったのを思い出します。

❹ お香の香り

　私が長い間勤めてきた大学の近くに小さな島があります。橋を渡って歩いていけるので

すが、昔から気候温暖で風光明媚なところなので、明治の元老の別邸などもありました。島の中に大きな寺があり、そこに「筆塚」というものがありました。これは、その寺の和尚さんから手習いを学んだ寺子たちが、和尚さんのために建てたものです。すべての寺子屋がそうであったわけではないのですが、多くのお寺で和尚さんが地域の子どもを集めて手習いを教えていたのです。この寺子屋の存在や、学びたいという日本人の向学心が、日本の近代化の底力になったともいわれています。

　木造のお寺で、木の香り、お香の香り、そして墨の香りの中で、子どもたちは手習いに励んだに違いありません。特にお香は、ほんの少量でも芳香を放ち、心をなごませます。また、眠気を覚まして感性を研ぎ澄ますなどの効果もあります。この香りは、学びの環境には最適であったに違いありません。

「学び」「心を落ち着かせること」と「香り」

　匂いや香りは人間の脳の大脳辺縁系の扁桃体を刺激して、食欲や衝動、感情、気分を司り、私たちの行動を起こさせるものであるといわれています。また香りは、人間の脳の中で重要な役割を果たしている前頭葉を活性化し、善さの追求、やる気、系統的に物事を秩序立てて考える等の力を促進します。

　子どもが喧嘩をしたりすると、私たちはなぜ「仲良くしようね」と言うのでしょうか？一説には、人が戦いを始めると、相手を死に至らしめるまでとことん戦ってしまう人類の特徴と関係している、といわれています。私は子どもの社会性や情緒を育む教育を推進してきましたが、その基本には、お互いを理解するスキル、自己を表現するスキル、共感性の育成、問題解決のスキル、怒りのコントロール、すなわち落ち着くためのスキル等を繰り返しロールプレイすることにより身につけさせる、ということがあります。特に心を落ち着かせることは、子どもたちがこれらのスキルを身につける際に、根本的に重要なものです。すなわち、学ぶこと、心を落ち着かせることと香りの間には、強い関連があります。

「教育」と「嗅覚」

　よく知られているように、教育には知育、徳育、体育の三育が重要であるといわれています。また私たち人間には五感があって、五感全体を通じて学ぶことや五感を研ぎ澄ますための教育の重要性などが説かれています。原始時代の人類に比べると、現代人の嗅覚は著しく劣っているといわれています。ということは、人類の進化史の中で、嗅覚はないがしろにされてきたということもできるのではないかと思います。

　振り返って日本の教育を考えてみると、嗅覚に関する教育というのはあったであろうか、甚だ疑問です。ところが匂いは厳然と存

在しますし、私たち人間には嗅覚が存在しています。多少大げさな言い方かもしれませんが、嗅覚を鍛えることは人類の存続にかかわる根源的なことであるということができます。

「匂い」はもっと教育の中で取り扱われるべきです。匂いと私たちとの関係や、匂いそのものの学習などが行われる必要があるでしょう。幼稚園やこども園などで、画用紙の上に匂いのする野菜などを使って絵を描いてみる。教室をどのような匂いにしたら、皆が落ち着いて楽しく勉強できるだろうかを考えてみる。中学校で、匂いを中心に調べる学習を行ってみる。高校では、アロマの香りと健康とをテーマに、教科で学んだことをいっそう深く掘り下げてみるなど、私たちの生活によりいっそう密着した興味ある教育や学習を行うことができるのではないかと思います。

しかし、子どもたちの心を落ち着かせるために学校教育にアロマの香りを直接導入しようとすると、次のような問題が考えられます。すなわち、匂いには個人差があること、アレルギーなどとの関係を考慮する必要があること、学習指導要領のどこに対応するのか、確たる効果のエビデンスはあるのか、費用負担はどうするのか、等々です。これらの課題を克服していくためには、それを中心的に推進していく教師の努力に加えて、保護者、養護教諭、校長、教育委員会等の協力が必要になってきます。中でも、同僚の教師たちの理解と協力は不可欠です。

このように考えると、課題ばかりが多くて面倒なことのように響いてしまうかもしれませんが、子どもたち同士の葛藤、いじめや不登校への対策の基盤づくりとしても、アロマのようなよい香りに満たされ、落ち着いて楽しく学ぶことができる学習環境を創り出す努力が、焦眉の課題ではないでしょうか。

索引

数字
2.5人称の死 …… 11, 138
2025年問題 …… 17

あ行
挨拶 …… 112
アセスメント …… 8, 45, 79
アロマクリーム …… 40, 94, 98, 169
アロマセラピー …… 3, 6, 111, 116
　―の歴史 …… 3
　―を行うときに必要な配慮 …… 14
　―を日常ケアに導入する手順 …… 45
　看護職が行う― …… 116
アロマセラピスト …… 18, 87, 95, 122
アロマディフューザー
　（芳香拡散器） …… 31, 35
アロマトリートメント …… 16, 18, 27, 41, 45, 48, 64, 77, 83, 85, 102, 113, 117, 127, 163
　（足部／フット） …… 92, 94, 173
　（手／拘縮がある場合） …… 100
　（手／ハンド） …… 98, 99, 134, 173
　（腹部） …… 48, 64, 90, 134, 158
　―の禁忌 …… 83
　―の施術の流れ …… 87, 88
アロマポット …… 30
アロマライト（アロマランプ） …… 30, 44
安楽な体位づくり …… 97
医師の許可 …… 84, 88, 147
痛み …… 80, 127

―に対するメディカルアロマトリートメント …… 131
引火点 …… 74
うがい …… 41, 72
うっ滞除去作用 …… 61, 66
エアフレッシュナー …… 32, 39, 44
液体ワックス …… 55
エステティックアロマセラピー …… 5, 7, 79, 112
エッセンシャルオイル …… 5, 26, 59
エフルラージュ …… 16, 79, 98, 104, 114, 132
エンゼルケア …… 43, 49
オイル代金 …… 85
お泊まり施設 …… 23, 87
おむつ交換 …… 32, 39

か行
介護支援専門員（ケアマネジャー） …… 18, 119
介護疲労 …… 15, 103, 167
香りの蒸しタオル …… 40
家族 …… 15, 24, 43, 81, 95, 102
がん患者 …… 15, 80, 84, 97, 103, 127
がん疼痛 …… 128
キャリアオイル …… 53
去痰作用 …… 34, 67
記録 …… 46, 101
グリーフケア …… 16, 44, 49, 102, 137, 161
グループホーム …… 172
軽擦法 …… 16, 79, 98, 104, 114, 132

傾聴 …… 14, 80, 107
ケモタイプ精油 …… 64, 65
言語的コミュニケーション …… 111
抗ウイルス作用 …… 31, 34, 64, 67, 68
抗炎症作用 …… 61, 66, 69
抗菌作用 …… 31, 34, 61, 64, 67, 68
口腔ケア …… 42
拘縮 …… 13, 38, 98, 100, 163
香道 …… 3
抗不安作用 …… 64
高齢者 …… 17, 29, 114, 131, 156, 162
高齢者施設 …… 19, 123
言葉遣い …… 14
コミュニケーション …… 79, 111, 116

さ行
在宅 …… 18, 24, 95
在宅療養 …… 10, 18
搾油法 …… 55
支持的態度 …… 15
死生観 …… 9
揉捏法 …… 98, 132
手浴 …… 36, 163
消臭スプレー …… 32, 39, 64
植物油 …… 4, 37, 40, 53
　―の選択 …… 54
信頼関係 …… 14, 81, 96, 113, 130
水溶性エッセンシャルオイル …… 37
清拭 …… 39
精油 …… 4, 26, 36, 40, 59, 70
　―の吸収ルート …… 6, 27
　―の経口 …… 71

―の主要成分　61,62
―の選択　59,72
―の排出　29
―のブレンド方法　70
―の保管　73
精油成分分析表　65,71
セルエキストラクト　37
全人的苦痛　80,128
蠕動運動促進作用　61,64
足浴　36,163
ソーシャルスキル　112

た行

多床室　24,33,37
脱衣室　35
タッチング　97,106,113
チームアプローチ　18
チーム医療　18,119
鎮咳作用　68
鎮静作用　30,47,61,64
鎮痒作用　69
トイレ　31
トータルペイン　80,128
塗布　40,71,83,163

な行

ナースセラピスト　120,122
ニーディング　98,132
日本アロマセラピー学会　4,85
乳化剤　36

入浴　35,163
認知症　15,17,29,42,47,66,79,103,165
　―の行動・心理症状（BPSD）　168

は行

徘徊　23
白色ワセリン　41
日帰り施設　24,94
光感作作用　66,67
光毒性　66,67
非言語的コミュニケーション　79,111,118,171
皮膚の乾燥　162
腹水　91,133,152
浮腫　94,105,143
部分浴　36
不眠　24,64,140,170
ブルームスティック　31
触れるケア　106,113
ブレンドオイル　37,40,70,98,147,163
　―のつくり方　70
　―の濃度　70
ブレンド濃度別の精油滴数量　71
フロクマリン類　66,67
ベースオイル　53
ベビーオイル　53
便秘　48,64,87,134,156

芳香スプレー　32,64,67
芳香浴　16,26,37,39,47,169
芳香療法　5,6
放射線治療　84,89
訪問看護師　18,95
補完代替療法　19
ホスピタリティ　7
ボディランゲージ　111,117
ボランティア　19,87,95

ま行

マウスウォッシュ　41
麻痺　45,87,98
身だしなみ　113
むくみ　138,143
無水エタノール　32
メディカルアロマセラピー　5,6,85,112,127
メディカルアロマトリートメント　77,122,127,131,147

や行

夜間頻尿　47

ら行

リフレクソロジー　134
リンパ浮腫　144,164
　―時のメディカルアロマトリートメント　147

181

❖ 精油・植物油名索引

あ行

青森ヒバ ……………… 33, 35, 169
イブニングプリムローズオイル
　（月見草油） ……………… 56
ウィートジャームオイル
　（小麦胚芽油） ……………… 56
オレンジ …… 29, 34, 39, 67, 169, 170
オレンジ・スイート … 60, 61, 64, 173

か行

カモミール・ローマン ……… 60, 69
グレープシードオイル ……… 55, 56
グレープフルーツ ……… 29, 67, 169

さ行

サイプレス ……………… 60, 68

真正ラベンダー ……… 34, 47,
　60, 64, 170, 173
スイートアーモンドオイル … 54, 56
セサミオイル（ゴマ油） …… 55, 56
ゼラニウム ……………… 60, 68

た行

ティートリー ……………… 4, 31,
　34, 42, 60, 68, 71

は行

ヒノキ ……… 33, 35, 40, 60, 64, 169
フランキンセンス ………… 3, 60,
　69, 74, 170
ペパーミント …………… 31, 34,
　40, 42, 60, 67, 169
ベルガモット ……………… 67, 168
ベンゾイン ………………… 169

ま行

ホホバオイル ……………… 55, 56
マジョラム・スイート ……… 60, 69
ミルラ（没薬） ……………… 3

や・ら行

ユーカリ・ラジアータ
　………………… 31, 34, 60, 67, 169
ラベンダー ……… 4, 48, 65, 71
ラベンダー・スピカ ………… 64, 65
レモン ……… 29, 42, 60, 66, 169, 173
レモングラス ……………… 168, 170
ローズ ………………………… 68
ローズウッド …………… 60, 64, 170
ローズマリー・カンファー
　…………………… 60, 66, 169, 173

所澤 いづみ　Izumi Tokorozawa

メディカルアロマ&リフレ Tori(とり) 代表

1981年 聖隷学園浜松衛生短期大学(現、聖隷クリストファー大学)卒業
2013年 神奈川県立保健福祉大学大学院修士課程修了(看護学)

　総合病院、訪問看護ステーション、緩和ケア病棟での看護経験や介護支援専門員としての経験を生かし、終末期のがん患者、関節リウマチ、慢性疼痛などの患者にメディカルアロマセラピーやリフレクソロジーの施術を、主に在宅、クリニック、ホスピス、高齢者施設、病院などで行っている。施術を通じて、その人らしい生き方や在宅での看取りをチームでサポートしている。
　現在、日本ホリスティックケア研究所でプロのアロマセラピスト育成と、日本アロマセラピー学会で看護ケアに導入するやさしさのあるアロマセラピーの普及・啓蒙活動と人材育成に力を注いでいる。

日々の看護・介護ケアに取り入れる
高齢者へのアロマセラピー

Holistic Care

2015年9月1日　第1版第1刷発行　　　　　　〈検印省略〉

著　者	所澤 いづみ
発　行	株式会社 日本看護協会出版会 〒150-0001 東京都渋谷区神宮前5-8-2 日本看護協会ビル4階 〈注文・問合せ / 書店窓口〉Tel / 0436-23-3271　Fax / 0436-23-3272 〈編集〉Tel / 03-5319-7171 http://www.jnapc.co.jp
デザイン	齋藤久美子
イラスト	うつみちはる
印　刷	株式会社フクイン

本書の一部または全部を許可なく複写・複製することは著作権・出版権の侵害になりますのでご注意ください。
©2015 Printed in Japan　　　　　　　　　　　　ISBN978-4-8180-1923-2